U0270150

INTRODUCTION TO
MEDICAL TEACHING

医学教学导论

主编 郭晓奎 钮晓音 刘 畅

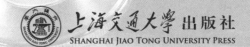

上海交通大学出版社
SHANGHAI JIAO TONG UNIVERSITY PRESS

内容提要

本书面向医学院校的专业教师,核心内容为医学院校教师教学必备的专业知识、专业技能和综合素养,涵盖新医科理论、成果导向教学、教学评价等相关理论、教学方法与技术以及评价反馈等,以期助力医学专任教师树立与当前医学教育发展相适应的教学理念,并能够在真实的课堂中学习运用多元化的教学方法和技术,提升教学质量。同时,为强化实用性,选择近年来在医学课程设计、课堂教学设计、实践教学设计三个方面的优秀教学实践案例进行展示,以供教师学习参考。

图书在版编目(CIP)数据

医学教学导论/ 郭晓奎,钮晓音,刘畅主编. —上海:上海交通大学出版社,2023.3 (2023.5重印)
ISBN 978 - 7 - 313 - 28310 - 8

Ⅰ.①医… Ⅱ.①郭… ②钮… ③刘… Ⅲ.①医学教育-教学研究 Ⅳ.①R - 4

中国国家版本馆 CIP 数据核字(2023)第 031193 号

医学教学导论
YIXUE JIAOXUE DAOLUN

主　　编:郭晓奎　钮晓音　刘　畅
出版发行:上海交通大学出版社　　　　　　　　地　　址:上海市番禺路 951 号
邮政编码:200030　　　　　　　　　　　　　　电　　话:021 - 64071208
印　　制:上海新艺印刷有限公司　　　　　　　经　　销:全国新华书店
开　　本:787 mm×1092 mm　1/16　　　　　　印　　张:13.75
字　　数:260 千字
版　　次:2023 年 3 月第 1 版　　　　　　　　印　　次:2023 年 5 月第 2 次印刷
书　　号:ISBN 978 - 7 - 313 - 28310 - 8
定　　价:68.00 元

版权所有　侵权必究
告读者:如发现本书有印装质量问题请与印刷厂质量科联系
联系电话:021 - 33854186

编委会名单

主　编

郭晓奎　　钮晓音　　刘　畅

编　委（按姓氏汉语拼音排序）

陈广洁　狄　文　顾鸣敏　顾卓伟

贺　明　乐　飞　李泽友　林　健

沈凯凯　沈　理　孙岳平　王智超

游佳琳　袁晓玲　赵　蔚　朱玫娟

前言 | FOREWORD

新时代的医学教育必须以立德树人为根本任务，坚持"新医科"统领了医学教育的创新发展，走出了一条符合时代发展潮流和变革要求的高质量的自主人才培养之路。教师是医学教育发展的中坚力量，肩负着落实教书育人各个环节的神圣使命。面对医学教育创新发展的需要，奠定坚实的医学师资基础，促进教师发展，提升教师教育教学能力，使其能够适应新时代科技革命、教育革新以及医学教育体系重塑，培养具有系统和整体医学思维这一新医科核心特征的卓越医学创新人才显得尤为迫切。

近十年来，我国在教师发展方面取得了长足发展，但医学专业教师培养方面一直没有理想的教材。为此，我们组织了相关专家编写此书，力图为医学专业教师提供必备的教学知识，涵盖新医科理论、成果导向教学、教学评价等相关理论，以期助力医学教师和教育管理人员树立与当代医学教育发展相适应的教育理念，并能够在真实的教学实践中学习运用多元化的教学方法与技术以及评价反馈，以提升教学质量。同时，为强化实用性，我们从近年国家级一流本科课程、全国高校教师教学创新大赛和全国高校青年教师教学竞赛中选择在医学课程设计、课堂教学设计、实践教学设计三个方面的优秀教学实践案例进行展示，以供教师学习参考，帮助医学院校教师对自身角色和责任有更为深入的理解。

本书包括四篇二十六章。第一篇为总论，介绍新医科与教学创新、成果导向教学和教学评价。第二篇为医学课程设计，介绍课程的基本类型与特征、医学整合课程、隐性课程与课程思政、教学设计模型与特征、医学课程设计以及医学课程设计案例。第三篇为课堂教学设计，介绍教学模式和方法、教学工具、课堂教学设计以及课堂教学设计案例。第四篇为实践教学设计，介绍实践教学设计、虚拟仿真教学、实践教学设计案例。附录为我国医学主要专业教学目标。希望本书能为医学教师的教育起步和深入开展教学改革提供有益指导。

　　本书的出版得到了上海交通大学出版社的大力支持,在此深表感谢。上海交通大学出版社长期以来对医学教育的重视和关爱让我们深受感动。

　　医学教育是一门实践性很强的应用学科,根据教学对象、教学内容的不同,教学方法和教学效果也各不相同。由于时间紧和经验有限,难免会有疏漏之处,恳请广大教师、教学管理人员、医学院校学生及其他读者给予批评指正。你们的反馈与评价是我们不断改进与完善的动力与支持,也是有效提升医学教育质量的重要依据。

郭晓奎　钮晓音　刘　畅

2022 年 12 月

目录 | CONTENTS

第四篇　实践教学设计

绪　论

　　健康是人全面发展的基础，关系千家万户幸福。健康事业关系到人民群众的生活质量和健康水平，关系到经济社会和谐发展，体现社会主义核心价值。健康事业的发展关键在人才。医学教育承担着培养高素质卫生人才的重要使命，其根本任务就是要坚持立德树人，以医疗健康人才需求为导向，培养和造就一支为社会主义现代化建设服务，具有职业素质、实践能力和创新精神的健康人才队伍，为经济社会的发展提供健康人力资源、科技成果和社会服务，促进我国卫生事业发展和社会全面进步。全面推进健康中国建设对医学教育提出新的时代命题，新科技革命和产业变革给医学教育带来新的外部挑战，医学教育自身面临的突出矛盾和问题对改革提出迫切要求，提高医学教育能力、加快医学教育改革、推进医研产教融合，认识和把握医学教育规律，加强总体设计、谋划结构优化、全力提高质量。医学教育是大国计、大民生、大学科、大专业，把医学教育摆在关系教育与人民健康优先发展的重要地位，必须提高医学教育的教学水平，落实夯基求实、守正创新的核心使命。

　　医学教学是医学教育的核心活动，也是医学院校教师的核心工作，医学院校教师如何做好医学教学工作是医学院校发展中最需要关注的问题。对于医学院校工作的医学专任教师，必须了解医学教育改革的前沿理论，掌握基本的教学技能，明确医学实践的模式和方法。

一、课堂教学

　　课堂是教书育人的主要阵地，课程是教育质量的核心保障。课堂教学和课程设计是教育教学的基础核心环节。课堂教学应被看作师生人生中一段重要的生命经历，是生命过程中一个有意义的构成部分。对学生而言，课堂教学是其学校生活最基本的构成部分，它的质量直接影响学生当前及今后多方面的发展和成长；对教师而言，课堂教学是其职业生涯最基本的构成部分，它的质量直接影响教师对职业的感受、态度和专业水平的发展以及生命价值的体现。课堂教学的丰富性主要在其过程中体现。

课堂教学的基本三要素分别是教师、学生和教学内容。教师是课堂教学的主导者,从教师角度而言,课堂教学应该遵循以学生为中心的教学理念,精准把握学情,尊重学生差异,关注学生思维品质和创新能力的提升,培育核心素养和关键能力。教师在教学过程中的角色不仅是知识的"呈现者"、对话的"提问者"、学习的"指导者"、学业的"评价者"和纪律的"管理者",更重要的是课堂教学过程中呈现信息的"重组者"。教学内容是课堂教学的载体。从教学内容角度,其选择和设计应建立在课堂教学目标的基础上,精准把握教材,具有系统性、学术性和严谨性,渗透专业思想。必要时教师需对教学内容进行重组与重构,运用多元化教学活动拓展学科前沿,教学内容中反映学科发展的新思想、新概念和新成果。学生是教学内容的接受者,从学生角度,课堂教学是其逐步构建知识框架的基础,是构建、反思和整合的思维过程。在这个过程中,学生应不仅学会了学科知识,还训练了创造性思维、审辩式思维和整合性思维的能力。

而课堂教学的三要素是建立在丰富教学资源和多元教学手段的运用上,教师应打造共建、共享教学资源为基础的开放、互动、灵活和多样的课堂,实行研讨式、案例式和互动式等教学模式,使学生从被动学习向主动学习转变。强化过程管理和考核,采用笔试、口试和答辩等多形式,平时测试、作业测试、课外阅读和社会实践等多阶段,作品、课堂实训、课堂讨论、社会调查等多类型的考核方式,并且将反馈作为规定动作。随着现代化信息技术的发展,基于"互联网⁺"的思维和信息技术手段发挥更广泛的作用,利用互动讨论学习、远程协作和教育实训等多类型的智慧教室,以空间规划带动教学创新。发挥信息技术在教学改革中的积极作用,推进翻转课堂、慕课、微课程和混合式教学等改革,推动教师角色转变和学习方式变革,提升课堂教学的不可替代性。

二、课程设计

课程是指学生所应学习的学科总和及其进程与安排,包括为实现培养目标而规定的教学科目,是培养学生能力、素养,形成个性化价值体系的载体。课程设计是一个有目的、有计划、有结构地产生课程计划(教学计划)、课程标准(教学大纲)以及教材等的系统化活动,应以学生的学习成果为出发点和落脚点。

课程教学是一个复杂的系统,各要素之间是密切相关、相互影响的,任何一个要素设计不合理均可能影响课程目标的实现。课程目标支撑培养目标,从而决定一个专业的培养质量。课程设计必须处理好以下几方面的关系：一是主体与主导的关系。即以学生为中心，正确认识学生的主体地位与教师主导地位的关系。教师在设计一门课程时，可以从思考"我要教什么？怎么教？教得怎么样？"向思考"学生学什么？怎么学？学得怎么样？"等问题转变，对这些问题的思考与解答有利于保证学生在教学过程中的主体地位。二是普遍与特殊的关系。教学必须以全部学生为中心，兼顾不同类型学生的学习特点。因此，学情分析在课程设计中尤为重要。针对不同专业的学生，应根据其专业特点和要求设计不同的教学目标；针对同一专业不同学制的学生，也应从不同胜任力的角度设计教学目标。不同类型的学生，教学活动和教学评价也应体现个性化设计，也是对"以学习为中心"教育理念的践行，真正做到因材施教。三是知识与能力的关系。课程设计应以培养学生的"知识、技能、素养"为重要目标。然而，这三者间的关系并不割裂，而是相互联系的，并存在一定的逻辑顺序。知识学习是教学目标设定中最具体的，浅者要求达到讲清知识，深者要求达到发展能力。知识是能力培养的载体。能力包括学习能力、创新能力和思维能力等多方面，是建立在知识学习的基础上，却又促进知识学习。而素养包括人文素养和科学素养，是建立在具备一定知识和能力的基础上，学科的独特素养价值要从学生的发展需要出发。四是显性与隐性的关系。显性教学完成的是在教学计划内，以学术性知识为主导任务；而隐性教学则是在教学计划外的，多以品德态度等非学术性知识为主要任务。隐性教学突出德育，符合高校把"立德树人"作为教育的根本任务的理念。目前推行的课程思政改革属于隐性教育范畴。显性与隐性多为互补关系，两者相辅相成。然而，隐性教育一旦被发现了其价值所在，便会有意识地开发为显性教育，使得两者的分界不断调整，互相转换。在进入了更深层次的学习阶段后，隐性教育与显性教育是相互促进、共同提升的。一般来说，显性教育在过程中，往往由于学生的主动性而产生新经验，推进隐性教育发展。反之，隐性教育带来学生的生活经验，也有利于对显性知识的理解。五是守正与创新的关系。教学模式的突破、教学内容的重构、教学方法和资源的融合都需要"创新"，而创新的基础是"守正"。教师通过批判性思维和引导，传承正确的理论。学习理论的更新不是替代而是提升和迭代，课程的教学应建立在"记忆性学习为基础，形成性学习为重点，转化性学习为引领"，并相互融合平衡的守正创新模式下。

三、有效教学

教师的作用是通过有效的教来促进学生有效的学。现代教育理论更强调为学生营造良好的学习情景和文化（教学生态），但对于每一名教师，教学学术水平，特别是教学技能和教学方法的掌握,是成为一名优秀教师和进行有效教学的关键和基础。教学技能是指教师运用已有的教学理论知识,通过练习而形成的稳固、复杂的教学行为系统。它既包括在教学理论基础上,按照一定方式进行反复练习或由于模仿而形成的初级教学技能,也包括在教学理论基础上因多次练习而形成的,达到自动化水平的高级教学技能,即教学技巧。教学技能是教师必备的教育教学技巧,它对取得良好的教学效果,实现教学创新具有积极的作用。教学技能包括教学设计、课堂教学、实践教学、教学评价和反馈、教学研究等多个方面。教学方法是教师在教学活动中采用的方法。随着教育技术的发展,教学方法也越来越多样化,如讲授法、讨论法、线上线下混合式教学法、翻转课堂和情景教学法等。教学方法的运用根据不同的教学目标可灵活选取,结合教学设计,达到最佳的教学效果。

四、优秀教师

成为医学教师的前提条件是具备医学专业知识和技能,就是我们通常所说的医学学术水平;更重要的是履行教师职责,包括了解所授课的学生状况、设计教学活动、创造合适的环境、使用适当的教学方法、将教学原理融入教学、实施有效的教学等。教师必须意识到自己的角色是学生知识和信息的提供者、学习的促进者、课程的开发者和评价者,学生心中的医师、学者、领导和管理者的典范。教师不是简单地"教学",而是"教学生学",引导学生养成高效率的个性化学习习惯。教师是教学的规划者。教师依据教学计划进行教学目标和教学方案的设计,开展教学活动,进行教学评价。同时,教师也是传授者和领导者,拥有熟悉的学科知识背景,能够创新课堂,培养学生的思维。教师还是促进者和引导者,能够有效管理课堂、反馈学生。教师需明确创新、创造的培养重于知识技能的传授,并能在教学经验不断累积的过程中思考并改革(见表0-1)。

表 0-1　教师的角色特征

角　色	作　用	指　标
规划者	依据授课计划开展教学工作,做到目的、指标和成果明确	(1) 依据授课计划制订教学目的,依据教学目的制订详细的教学要求 (2) 详细阐述授课计划的内容 (3) 针对授课计划,制订各个阶段的教学活动 (4) 确定评价方法 (5) 准备各种教学资源 (6) 建立监控每一位学生学业的步骤 (7) 制订有效的记录制度,不间断地记录每一位学生的学业、进步和成就

（续　表）

角　色	作　用	指　标
传授者和领导者	在相互尊重和信任的气氛中，显示个性、技能和知识；促进学生学习	（1）显示自信和自控 （2）显示创造性地应对各种事件的灵活性和能力 （3）讲授、描述和解释简单明了 （4）具备引导讨论的技能，保证学生积极参与讨论 （5）运用有效的提问技能，提高学生的思维水平 （6）显示熟练掌握学科知识的能力
促进者和引导者	实施有效的管理制度，做到措施有力、步骤恰当，逐渐提高学生学习的自觉性，最终脱离教师的指导和监督	（1）建立明确的个人目标，尽心尽力地为每一位学生服务 （2）明确说明教学的步骤，鼓励学生理解课程的结构 （3）简单而迅速地处理日常事务以及经常出现的问题 （4）鼓励学生参与有关教学工作的决策，在学生力所能及的范围内，赋予学生一定的职责，并让他们负责部分工作 （5）采用表扬、鼓励等积极的强化手段 （6）协调传授知识、课堂活动和维持纪律的时间 （7）有效地利用时间，定期复习教学内容 （8）让学生个人和学生小组获得机会，报告他们的学习成果 （9）给予学生反馈信息，使学生及时了解自己的表现

　　一名优秀的教师区别于普通教师的关键是职业态度，对学生的爱心，对教学的激情和教学学术的能力。

　　教师的水平＝［专业学术水平（发现的学术或应用的学术或整合的学术）＋教学学术水平（教学技能与教学方法）］×职业态度×教学生态。

（郭晓奎　钮晓音　刘　畅）

第一篇

总　论

第一章 新医科与教学创新

　　医学教育是坚持以人民健康至上,坚持有爱、有温度和有灵魂的教育。面对科技革命和产业革命所代表的新潮流、新领域和新方向,医学教育自然不能故步自封和独善其身,应在识变、应变和求变中实现深刻变革,走出一条符合时代潮流和变革要求的发展新路。

　　教育部提出了"四新"(新工科、新医科、新农科和新文科)建设。新医科是一个广义的、相对的、动态的概念,是高等医学教育顺应新时代要求而提出的。建设新医科既是新一轮科技、产业革命的必然要求,也是服务健康中国、创新型国家发展战略以及教育强国战略等一系列国家战略的重要举措。新医科体现在以下几个方面:一是理念新,实现从治疗为主到生命全周期、健康全过程的全覆盖;二是背景新,以人工智能、大数据为代表的新一轮科技革命和产业变革扑面而来;三是专业新,医工理文融通,对原有医学专业提出新要求,发展精准医学、转化医学和智能医学等医学新专业。

一、新医科的内涵与特征

　　新医科是习近平新时代中国特色社会主义思想在医学教育领域的实践;是适应新时代科技革命、生命科学、医学和教育模式的发展,基于人体认识、建模、优化理念的医学教育体系的重塑。医学与工科、理科和文科等多学科交叉融合的新医科,推动了新一轮的医学教育改革和人才培养模式的创新。

　　新医科更强调从系统论的角度理解健康,认为健康是个体各系统器官的功能的相互协调,群体组织结构与行为的相适应,且两者与自然生态环境相互适应,其核心特征是健康医学科学。新医科的科学体系与技术体系与经典医学学科不同,更强调学科交叉、系统集成,并推行以基因治疗、器官合成为核心的技术体系。新医科背景下的人才培养目标,不仅仅是传统概念中的临床医学医师或预防医学医师,而是科学家医师和工程师医师。新医科人才的培养，以生物医学科学、健康科学、医学工程科学、医学数据科学、医学人文科学和器官系统为基础的课程体系等为支撑，需构建以互联网、大数据、人工智能、虚拟现实、增强现实和区块链技术为代表的先进信息技术与教育教学的融合为背景的医学资源支撑的教学体系(见表 1-1 和表 1-2)。

表 1-1　新医科的内涵与特征

特　征	现　代　医　科	新　医　科
形成时期	1900—1910 年	2010—2020 年(2017 年教育部提出)
哲学基础	分析论、因果论；强调主要矛盾；关注局部(疾病、症状)	整体论、系统论；强调系统(整体)和谐
健康内涵认识	健康是身体上、精神上和社会适应上的完好状态，而不仅是没有虚弱和疾病 健康包括个体、群体和生态 3 个层次，范围从出生、成长到死亡全周期，从预警、干预到康养全环节，从个体、群体到生态全方位	健康是人的个体各系统器官的功能相互协调，群体组织结构与行为相适应，两者与自然生态环境相互适应
疾病与健康干预范式	治疗疾病，延长寿命，降低病死率；预防疾病，降低发病率	治疗疾病，延长寿命，降低病死率；预防疾病，降低发病率；提高生活质量，优化生存环境，增进心身健康
医科知识体系	按学科叙述，医学百科全书为代表	系统与子系统为基础，医学知识图谱为代表
医科能力体系	内科治疗、外科治疗、康复治疗	精准医学、数字医学、智能医学
医科素养体系	人本主义为基础的伦理、全医学(One Medicine)	全球健康理念、全健康理念(One Health)
标志性事件	Flexner 报告(1910 年)；Welch-Rose 报告(1915 年)；Goldmark 报告(1923 年)；麦克马斯特大学医学院采取以学生为中心、以问题为导向的启发式教学模式(1969 年)；全球医学卫生教育专家委员会提出以患者与人群为中心、以岗位胜任力为导向的课程模式	Health professionals for a new century：Transforming education to strengthen health systems in an interdependent world* (2010 年)；卡内基报告(2010 年)；中国教育部提出新医科建设(2018 年)

注：* 21 世纪的卫生专业人员；转变教育以加强相互依存的卫生系统世界

表 1-2　新医科的 3 个核心体系

核　心　体　系			现　代　医　科	新　医　科
1. 科学与技术体系	(1) 核心特征		● 疾病医学科学	● 健康医学科学
	(2) 研究范式		● 以博尔、爱迪生范式为主 ● 定性与定量结合	● 以 NCBI、巴斯德范式为主 ● 定量和数据化为主要特征

（续　表）

核心体系		现代医科	新医科
1. 科学与技术体系	（2）研究范式	● 基于假说的研究范式，由数理统计学支撑 ● 自下而上 ● 随机数据、因果关系	● 基于系统建模范式，有数据科学支撑 ● 自上而下与自下而上相结合 ● 全部数据、相关关系
	（3）研究组织	● 按学科或疾病设立，如肿瘤研究所、消化疾病研究所等	● 按器官或系统设立，如心脏研究室、消化系统研究室、精准医学研究所等，与传统研究组织形成互补
	（4）科学体系	● 学科特征明显 ● 以"三理一剖"即生理学、病理学、药理学及解剖学为核心的体系 ● 以"正常人体学与疾病学基础"为核心的体系 ● 以"器官系统"为核心构建的体系	● 学科交叉、系统集成 ● 以"基因-分子-细胞"、"器官-系统-人体"和"群体-社会-生态"为核心构建的体系
	（5）技术体系	● 以器官移植、化学药物、疫苗为核心的技术体系	● 以基因治疗、器官合成为核心的技术体系
2. 健康治理与医疗服务	（1）核心特征	● 经验性、生物-心理-社会医学模式	● 数据化、精准化、智能化，医学+X
	（2）医疗机构	● 被动性、一致性、不确定性	● 可预防性、可预见性、个性化、参与性
	（3）诊断监测	● 以传统病理、医学检验学和医学影像学为主的疾病诊断体系	● 分子诊断、人工智能（AI）影像学技术等精准、智能诊断，预警干预为核心
	（4）治疗干预	● 人工手术与化学药物治疗为主	● 医疗机器人、微纳米药物、微尺度通信等
3. 教育体系	（1）教育理念	● 生存和工具 ● 临床医学医师、预防医学医师 ● 以疾病为中心向以患者为中心转换 ● 以教师为中心向以学生为中心转换 ● 以医院和医疗机构为基础 ● 知识传承、问题导向 ● 被动学习	● 教育的理想目标是追求人与人、人与社会和人与自然的和谐共处 ● 科学家医师、工程师医师 ● 强调以所有人，包括患者为对象的健康维护 ● 强调学生的个性化教育 ● 以社区和卫生系统为基础 ● 基于胜任力、结果导向 ● 强调学生转化式学习，以及探究式学习和深度学习
	（2）核心支撑学科	● 以生物医学科学为核心的基础医学	● 生物医学科学、健康科学、医学工程科学、医学数据科学、医学人文科学
	（3）课程体系	● 以学科为基础，以问题为基础；教学环境单一	● 以器官系统为基础；教学环境多样

（续　表）

核心体系	现代医科	新医科
3. 教育体系　(4) 教与学范式	● 由授人以鱼到授人以渔；完成知识与能力轴翻转的认识和实践	● 由单一的"渔"到个性化的"渔"；建立个性化有效学习方式
(5) 核心素养的维度	● 知识-技能-态度（knowledge-skills-attitude，KSA）	● 态度-技能-知识（attitude-skills-knowledge，ASK）
(6) 课程教学特征	● 以课件、教学模型和基本科学实验和临床实践环境构成的教学体系	● 以互联网、大数据、人工智能、虚拟现实、增强现实、区块链技术为代表的先进信息技术与教育教学融合为背景的医学资源支撑的教学体系
	● 实践教学以线下基础实验、见习、实习为主	● 实验教学以混合教学模式为主：线上线下结合，干湿结合，虚实结合，内外结合；强调真实世界体验，强化临床实习和见习

二、新医科背景下医学教育改革的原则

1. 坚持守正创新

2018 年 8 月，中国共产党中央委员会办公厅、国务院办公厅联合发布文件，提出发展新工科、新医科、新农科和新文科，即"四新"。新医科的本质是创新我国的医学教育。新医科建设需要坚持守正创新，要明确继承和发展的关系，既要维持我国在医学教育发展中形成的中国特色的医学教育体系，又要改革创新和发展医学教育，优化医学人才培养的知识、能力、素质结构，以适应新的科技变革，适应新的社会发展，适应人民对健康新的需求。坚持守正，创新才有方向；不断创新，守正才有活力。

2. 明确人才目标

"六卓越一拔尖"计划 2.0 是"四新"建设的总抓手，虽然新医科与新工科、新农科、新文科存在学科交叉，但需明确，新医科运用工程及技术等方面革命性的进步重新塑造医疗，进一步推动医、教、研的发展，且在新医科背景下医学教育改革的人才培养目标是卓越医师。比如智能医学复合型人才，若以卓越医师为主体，属于新医科范畴；而以卓越工程师为主体，则属于新工科范畴。新医科建设的核心是医学科学知识体系的重构，其教育改革强调在卓越医师培养体系中，融入与医学相关的人文科学、社会科学、物质科学、生命科学、数据科学和工程科学等知识。

3.强调协同发展

"四新"建设是中国高等教育改革的目标,新工科是主动应对第四次工业革命、提升国家硬实力的"先手棋";新医科是构筑健康中国、提升全民健康力的重要基础;新农科是贯彻"两山"理念、提升生态成长力的重要举措;新文科是发展社会主义先进文化、提升国家文化软实力的重要载体。在"四新"发展过程中,"你中有我,我中有你",交织交融,相互支撑。新医科的发展和医学教育改革必然借助新工科、新农科、新文科之力,也必然助推新工科、新农科和新文科之势。

三、新医科背景下人才培养体系的设计

总体上说,新医科的人才培养应从医学院(校)的整体设计规划开始,具体到"基建",包括专业、课程和教学资源等建设。

从医学院建设层面,既要注重对现有医学院进行优化,又要思考新医学院的设计。包括从医学专业招生改革,设计与新医科相适应的医学人才培养目标和配套的培养方案、课程体系,建设相应的教学资源,优化教学方法和教育评价模式,培养新医科教学师资,创新医学教育管理模式等方面着手。综合性大学的医学院要充分依托和利用团体大学的学科和人文环境等优势,为新医科教育设计交叉学科专业,单独设置的医学院校要加强与综合性院校的联系和合作,建设具有新医科特征的医学院。

专业是人才培养的基本单元。既要注重对已有专业进行新规划,又要设计交叉学科专业。主动服务"健康中国"国家战略,设置和发展新兴医学专业,并推动现有医学专业的改革创新,促进学科专业交叉融合,培养复合型的卓越医学创新人才。

课程是人才培养的核心要素。既要注重对已有课程教学内容的优化,又要补充"医学+X"交叉相关课程。例如,在原有数理化生的基础上,加强数据和物质科学课程;在原有人体系统结构与功能的基础上,加强生物医学科学课程;在原有思政人文课的基础上,加强人文社会科学课程。

教学资源是人才培养的有利条件,既要依托创新交叉师资团队加强课程相关教学资源建设,又要加快实践教学基地建设。加强对现有医学相关学科师资"医学+X"理念与知识体系培训,同时要优化和组建与新医科建设相适应的教学组织,构建跨校、跨院、跨学科、跨领域的创新交叉师资团队,强化深入交叉合作,建设与新医科相配套的教学资源。此外,要加快科研和医疗两大支撑体系建设,即医学院校应设立交叉教、研课题,促进新医科的科学研究和教学研究,以研促教,以教带研,也为医学生提供"医+X"创新实践项目;加快以信息化建设为主的智慧医院建设,包含面向医务人员的"智慧医疗"、面向患者的"智慧服务"以及面向医院管理的"智慧管理",作为新

医科人才培养的实践教学基地,促进医疗服务和实践教学。

四、新医科的建设条件

1. 各级政府部门大力支持

教育是中国特色社会主义事业的重要组成部分。教育改革不仅涉及教育领域自身的方方面面,而且也涉及经济社会诸多领域。医学教育改革需要教育部、国家卫生健康委员会等国家、地方各级相关政府部门加强政策协同,着力形成符合医学教育规律、符合医学人才成长规律、有利于医学教育高质量发展的体制机制,在医学生源、学科布局、师资人才、教学基地和经费投入等方面给予支撑,以高层次布局和设计,加快新医科的建设速度,保障新医科人才培养体系的建设。

2. 医学院(校)战略合作

统筹综合性大学、医学院、附属医院的各类优势资源,加强医教协同,为新医科建设进行专业规划,加快现有医学专业的改革升级,为新医科教育设计交叉学科专业,引导性设置交叉融合课程。单独设置的医学院校应结合本校实际,探索与其他综合性大学开展合作,建设跨学科课程体系,将其他学科优势融入医学教育,并转化为医学教育的核心竞争力。加强区域医学教育一体化,联动跨地区的医学院校,开放、创新和包容地形成同城协同、跨省协同、医教协同的合作格局,积极地探索新医科人才培养新模式和新路径。

3. 多学科联动融合创新

医学本身就是一个以人体结构与功能及人体损伤和功能异常为核心基础,关于人个体和群体与身心疾病预防、治疗和健康促进的综合学科体系。新医科必须创新顶层设计,构建未来医师所需的医学知识、技能和人文素养,以及掌握这些综合能力所需的通识教育和基础学科知识体系。这就需要多学科联动融合,优化完善临床医学、预防医学、口腔医学、医学技术和护理学等专业知识体系,同时更需要创新重构适应医学人才培养的 STEM[科学(science)、技术(technology)、工程(engineering)、数学(mathematics)]基础学科体系和人文社会科学体系。前瞻性布局新型医学专业,建设符合新医科需求的各类学科交叉教学和创新实践项目平台。

后疫情时代,新医科建设的相关工作已逐步呈现从理念到行动的转变,新医科背景下的医学教育改革需要更系统的思考和更完善的体系设计,才能切实将复合型创新型卓越医学人才培养做实做细。

(钮晓音　刘　畅　郭晓奎)

OBE(outcome based education)教学理念也称为成果导向教学、能力导向教学或目标导向教学,是一种基于学习成果或者结果为导向的教学理念,清晰地聚焦和组织了教育中的每个环节,使学生在学习过程中实现预期的结果。相较于传统教学的以知识、以教师为中心,OBE 的教学模式注重以学生为中心,对学生学习的产出进行分析,反向设计学生的教育结构以及相关评价体系。它与医学院校的使命、愿景和教育目标密切相关。

一、OBE 理念的诞生及内容

20 世纪六七十年代,在英、美等国,随着现代工业的发展,社会对技术的实用性和人的能力要求越来越高,对考试成绩的关注度越来越低。因此,传统的重视分数的情形受到了批评。随后在北美职业教育中发生了"重能力、轻分数"的运动。1981年,由美国学者斯派狄(Spady)等提出了"成果导向教学(OBE)"理念。

OBE 是以学习成果为导向,即以学生毕业后能胜任某种工作为出发点,以学生在未来工作中必须具备的各种能力为目标来决定教学的内容、形式以及评价方式,并持续改进的教育理论。OBE 是以预期的学习成果来指导教学活动开展、以学生为中心的教学理念和教育模式。有别于传统的以教师为中心、以传授知识为主的教学方式,这种教育模式培养的学生对毕业后工作的胜任能力更强。因此,在工程学和管理学等学科的职业教育中迅速发展起来。OBE 的课程设计也与以往不同,它采用反向原则,从学习的预期成果出发来设计教学内容、教学策略、教学方法和教学评估,并通过学生考核结果反馈进行持续改进(见图 2-1)。

教育是为了培养符合社会发展所需要的人才。因此,必须考虑专业培养目标要满足社会需求、毕业要求要满足专业培养目标、课程体系要满足毕业要求、课程目标要满足课程体系、教学要求要满足课程目标、考核内容要满足教学要求。这是一个由

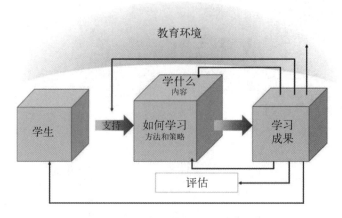

图 2-1　成果导向教学(OBE)的课程设计

社会需求所导致的反向要求。OBE 理念正是按照社会需求→培养目标→毕业要求→课程体系→课程目标→教学要求→考核内容的逆向路径设计教学,要求以产出为导向反向设计教学大纲,教学大纲要求涵盖专业知识目标、专业技能目标和综合素养目标,使教学要求明确,使教学目标更加细化、具体化、可操作化,以达到提高教学质量的目的。

按照 OBE 理念,教育者应当对学生毕业时应达到的能力有清晰的表述,规定其必须取得的学习成果。在教育过程中,专业培养目标和课程目标明确、清晰至关重要。目标设计时,课程体系中的每门课程都要针对标专业目标,每节课都要针对标课程目标。如此,细化到每节课针对学习成果、毕业能力指标的支持作用,教师就会教得清楚,学生也会学得明白。

二、基于 OBE 理念的医学教育标准

医学教育与国家富强和民族复兴密不可分。新时代医学教育,创新是改革发展的生命线。如火如荼的新医科建设,一是理念新,实现从治疗为主到生命全周期、健康全过程的全覆盖;二是背景新,以人工智能、大数据为代表的新一轮科技革命和产业变革扑面而来;三是专业新,医、工、理、文融通,对原有医学专业提出新要求,发展精准医学、转化医学和智能医学等医学新专业。我国新医科建设以现代科技发展为支撑,促进医学教育改革适应医学学科的发展规律,探索医、教、产、研融合模式,反映了健康中国战略对医学教育的必然要求。我国在《本科医学教育标准》中,首先规定了医学专业毕业生必须达到的医德、知识和技能等方面 35 项基本要求;其次明确了我国本科医学院校都必须达到的 10 个领域、43 个项目中的各项要求,同时指出了主

导医学教育改革与发展的关键因素是社会的实际需求;最后重申了以"学生为中心,以教师为主导"的医学教育主导思想。

医学教育的根本任务是为社会培养能够解决医疗实践问题的医学专门人才,职业化的倾向比较明显。同时,OBE 理念具有明确医学生所要达到的预期成果,以及适应医学知识快速发展等特点。因此,从 20 世纪 90 年代开始,英、美等发达国家在医学教育中率先实施 OBE 理念。1993 年,英国国家医务委员会正式引入 OBE 理念,在"明天的医生"中明确提出他们对英国医学院毕业生能力的期望。美国、加拿大、澳大利亚、荷兰、沙特阿拉伯和许多其他国家的监管机构或认证机构也有类似举措。另外,国家级别的医师考试也可以被视为要求医学生达到相关预期能力的间接方式。医学教育 OBE 理念的预期成果,涉及一些利益攸关方,包括大学员工、医院从业人员、全科医生、最近的毕业生、患者和患者群体的代表以及公众等都积极参与课程委员会来设置预期成果。目前,基于 OBE 理念有较大影响力的医学教育标准主要有以下几种。

1. 医学研究生教育认证委员会的 6 种能力标准

美国医学研究生教育认证委员会(Accreditation Council for Graduate Medical Education,ACGME)提出医学生毕业须达到 6 种能力,包括患者护理能力、医学知识、实践学习提高能力、人际交往能力、系统学习提高能力和职业道德。美国威斯康星大学医学院按此实施 OBE 理念,针对不同学年对学生能力提出具体要求(见表 2-1)。

表 2-1　威斯康星大学医学院各学年胜任能力要求表

能　力	年　度　要　求
医学知识	第一学年 ◆ 精通人体在分子细胞、器官和系统水平上的基本生理过程 ◆ 从个人和群体的角度认识遗传机制和缺陷的重要性 ◆ 分辨公共卫生的一些基本概念。例如,流行病学、生物统计学、预防,以及行为、心理和文化因素在人类健康中扮演的不同角色 第二学年 ◆ 能够将医学知识应用到基础和临床医学中,包括疾病机制治疗学以及在疾病过程中的临床干预等方面的核心概念 ◆ 能够分辨疾病的临床和实验室表现 ◆ 能够分辨疾病(disease,更强调疾病本身)与患病(illness,更强调患者感受)之间的区别 第三、四学年 ◆ 展现自己在疾病和病理生理学方面的知识 ◆ 能够综合社会、文化和行为因素以及预防措施方面的知识促进患者健康状况的改善

能　力	年　度　要　求
患者护理 （问题解决 和临床 技能）	**第一学年** ◆ 能够通过以患者为中心的方式完成患者访谈，获得完整的病史 ◆ 能够掌握基本的身体检查技能 ◆ 能够通过医学文献的阅读、基本科学原则的应用解决临床案例问题 **第二学年** ◆ 能够利用适当的技术综合检查患者的身体 ◆ 能够通过临床发现和临床推理综合性地评估疾病、有针对性地进行诊断 ◆ 能够在诊断、治疗和患者管理过程中将研究证据应用到临床决策中 **第三、四学年** ◆ 能够对患者进行病史诊断、身体检查和综合性的健康评估 ◆ 能够在病史、体检和评估的基础上，完整、深入且有针对性地对患者进行诊断和评估，并准确描述诊断结果 ◆ 能够完成不同年龄段和不同性别的健康检查 ◆ 能够对患者的精神状况和心理安全进行评估 ◆ 在无菌环境中，正确穿手术衣和戴手套 ◆ 能够完成手术缝合和打结 ◆ 在不同环境中综合掌握患者护理技能
以实践为 基础的 学习能力 （终身学习）	**第一学年** ◆ 认识反思性实践的重要性 ◆ 能够利用工具自主学习 ◆ 能够评估自己在知识、技能和态度方面的优势和不足 **第二学年** ◆ 利用合适的资源和技术补充教育资源和管理信息 ◆ 学会主动、独立地学习 ◆ 能够反思自己的学习经验，能够熟练地进行自我评估、自我鼓励 **第三、四学年** ◆ 整合多重来源的相关最新信息，对患者进行连贯一致的评估 ◆ 通过评估和运用科学证据调查和评估患者的护理问题
系统实践 能力	**第一学年** ◆ 能够描述卫生保健系统对患者护理的影响，包括医疗保健资金以及其他经济和组织因素的影响 **第二学年** ◆ 能够认识患者健康护理系统的影响，以及具有使用健康护理资源提供最优医疗服务的临床思维角度 **第三、四学年** ◆ 提高对健康护理系统大背景的认识，有效利用系统资源为患者提供最优服务 ◆ 认识和尊重团队成员的贡献 ◆ 在公共健康和临床治疗中能够理解不同的文化 ◆ 能够从社区角度描述护理质量问题
职业道德	**第一学年** ◆ 显示对他人的尊重

(续 表)

能 力	年 度 要 求
职业道德	◆ 显示时效性、自我尊重、和谐沟通、积极参与和反馈、及时的响应以及学习的责任感等良好的品质 ◆ 认识到医学伦理问题是如何产生和解决的 第二学年 ◆ 证明自己对患者的尊重和兴趣 ◆ 通过分辨和解决那些能够影响医生职责履行的问题,显示对医患关系和对自我的尊重 第三、四学年 ◆ 认识到患者永远是关注的焦点,根据患者的文化、年龄、性别和所患疾病的不同,为其提供有怜悯心的、敏锐的服务 ◆ 能够温和地接受有建设性的意见,并能够利用这些意见改进对患者的护理 ◆ 显示自己的可靠性和责任感,并总是能够及时正确地履行自己的职责 ◆ 在与他人交流时显示自己的可靠性,包括适当的保密行为
人际交往能力	第一学年 ◆ 通过口头汇报患者访谈、病史采集、小组讨论以及书面表达等方式提高沟通技能 ◆ 能够通过分辨不同个体的沟通风格,分析不同风格的优势和劣势,提高自己有效沟通的能力 第二学年 ◆ 显示与患者和其他医学生、医务人员之间的沟通能力,以及有效的信息交换能力 ◆ 能够意识到医生和患者沟通中出现的复杂和微妙的情况。例如,分辨患者的沟通风格和偏好的不同 第三、四学年 ◆ 能够将检查结果和治疗方案用便于理解的方式传递给患者及其家属 ◆ 能够利用口头和书面的形式展示患者的信息 ◆ 在跨学科临床团队中能够实现有效的参与和沟通 ◆ 与患者接触时能够有效地识别和弥补文化差异,最大限度地减少差异护理 ◆ 能够与绝望中的患者有效沟通,对临终患者及其家属解释缓痛治疗的作用 ◆ 在面临医疗事故时,与患者及其家属之间建立可靠的、透明的医患关系

2. "苏格兰医生"标准

基于 OBE 理念,1997 年英国敦提大学医学院提出了期望医学生所要达到的 3 个层次 12 个方面的"三环能力标准",如图 2-2 所示。

3. "布朗大学 9 条能力"标准

美国布朗大学也是最早采用 OBE 理念的医学院之一。根据 OBE 理念开发了成功医生必须具有的 9 项能力:有效沟通、基本临床技能、在医学实践中运用基础科学、疾病的诊断管理和预防、终身学习、自我意识和自我保健及个人成长、医疗保健的社会和社区背景、道德推理和临床伦理、解决问题的能力。

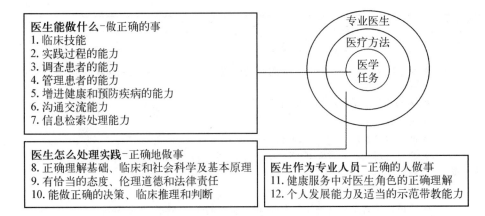

图 2-2 "苏格兰医生"标准

4. 全球医学教育最基本要求

国际医学教育组织（Institute for International Medical Education，IIME）在 2002 年发布了"全球医学教育最基本要求"（Global minimum essential requirements in medical education，GMER），将其归纳为 7 个方面和 60 条具体的标准。7 个方面如图 2-3 所示。

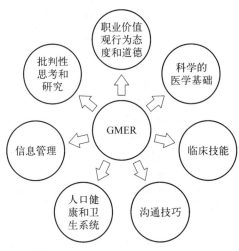

图 2-3 全球医学教育最基本要求

三、OBE 理念的实施及其课程设计

OBE 理念实施的第一步是明确学生毕业时所应达到的预期成果，这是实施 OBE 的关键步骤。英国敦提大学医学院 1997 年实施的 OBE 理念采用了调查社会需求、明确预期成果、确定教学大纲等十大步骤，并且同实施前及其他未实施的院校相比，80％的毕业生对就业很有信心。OBE 方法在提高最终课程成绩和认知技能的同时，提高了知识获取能力，提高了临床技能和护理核心能力，提高了行为技能得分，学生的满意度也令人鼓舞。

基于 OBE 理念，教师在设计课程时应把预期成果作为教学内容、教学活动、考试与考核的出发点和参照点。课程设计时可以充分运用信息通信技术来有效地实现素质教育的目标，这是一个减少资源消耗、提高学习成果的过程。例如，有研究人员采用以用户为中心的设计（user centered design，UCD）方法编写了教学模块开发系统，即软件程序来方便课程设计。

　　我国自加入《华盛顿协议》以来，多数高校也在积极学习推广 OBE 理念，有的课程已经在探索基于 OBE 理念的改革，如结合专业培养目标把课程预期目标与相关毕业要求指标和课程教学内容进行对应，并对教学方法、评价方式等进行修订。医学院校实施 OBE 理念的教育模式有利于培养目标的标准化和国际化，同时这种"以学生为主体"的做法能充分调动学生学习的积极性和主动性，从而培养出符合社会需求的、有温度的、卓越的医学人才。

（李泽友）

　　教育评价的概念是由美国教授泰勒在 1942 年首次提出的。他的《学生进步的评估与记录》(*Appraising and Recording Student Progress*)被称为"划时代的教育评价宣言",提出了教育评价的原则和方法,成为现代教育评价理论和方法的开端。教育评价既有全域决策性的宏观教育评价,也有以学生为对象的微观教育评价。在现代教育活动中,教育评价主要包含学生评价、教师评价和学校管理评价等。学生评价既是教育评价的基础和重点,也是学校教育评价的核心。

一、学业考核评定

　　学生评价是指根据一定的标准,通过使用一定的技术和方法,以学生为评价对象进行的价值判断。我国的学生评价标准主要依据教育目标,在教育目标实施的过程中进行价值判断。随着时代的发展,近年来我国的教育目标强调以培养学生的创新精神和实践能力为主,评价标准也随之逐步调整,不仅要关注学生的学业成绩,更要发现和发展学生各方面的潜能,帮助学生建立自我认识和自信,从而促进学生发展。

　　1. 形成性评价和终结性评价

　　《中国本科医学教育标准(试行)》中提出,对医学生的学业考核评定应包括形成性评价和终结性评价(见表 3-1)。形成性评价(formative evaluation)主要通过诊断教育方案、教育过程中存在的问题,为正在进行的教育活动提供反馈信息,以提高实践中正在进行的教育活动质量。形成性评价强调教学过程与评价过程相结合,重视教与学过程中的及时反馈和改进。它的特点是不以区分评价对象的优良程度为目的,不重视对被评对象的分等鉴定。形成性评价既有助于教师了解教学效果并优化教学,还有助于学生及时了解自己的学习状况并调整学习策略。终结性评价(summative evaluation)是在教学活动结束后用于判断教学目标是否达到预期结果的评价手段。终结性评价侧重于学生成绩和学习结果的评定,它的特点是与分等鉴定、做出关于受教育者和教育者个体的决策、做出教育资源分配的决策相联系。

表 3-1 形成性评价和终结性评价的区别

区别	形 成 性 评 价	终 结 性 评 价
定义	通过诊断教育方案、教育过程中存在的问题,为正在进行的教育活动提供反馈信息,以提高实践中正在进行的教育活动质量	在教育活动发生后关于教育效果的判断
特点	不以区分评价对象的优良程度为目的,不重视对被评对象进行分等鉴定	与分等鉴定、做出关于受教育者和教育者个体的决策、做出教育资源分配的决策相联系
目的	改进、完善、发展	排序,区分优良
手段	反馈	计分或分级
形式	学习记录、实习手册等	考试、测验等

2. 过程性评价

过程性评价(process evaluation)是以注重评价对象发展过程中的变化为主要特征的价值判断。这种评价既注重过程也注重结果,是对课程实施意义上的学习动机、过程和效果的三位一体的评价。过程性评价具有延续性、阶段性和丰富性的特点。过程性评价与形成性评价的区别在于:形成性评价虽然对学习过程有一定的关注,实际上还是属于目标取向,评价的是一个较短的时间阶段的学习效果与教育、教学目标的一致程度,更倾向于量化的评价工具,强调客观性试题和标准化测验;过程性评价既重视学习成果的价值,同时又注意学习的过程,也是反映学习质量水平的重要方面。因此,强调过程的价值,采取过程性与目标性并重的取向,倾向于凡是具有教学价值的结果,都应当受到评价的支持与肯定。过程性评价既支持从外部对学习成果的量化测量,也倡导内部的、开放的评价过程,将评价贯穿于教学过程的始终,包含多样的方法和策略,可以用观察、交流、测验、实际操作、作品展示、自评与互评等多种方式进行评价。随着终身学习理念的提出和实践,过程性评价将成为促进人的终身学习和可持续发展的过程。

在学业考核评定体系(见表 3-2)中,形成性评价是促进学生深入学习,发现教学中存在的问题,帮助学生提高的有效方式。评价方式涵盖课堂讨论、平时作业、阶段测验、实验设计与操作、实验报告、上机实践、实习实践、技能考核等学习过程;检查学生知识、技能的掌握情况,发现不足与缺陷,及时指导学生纠正错误、改进方法,掌握正确的操作技能,并对教学方法和教学安排进行相应调整。终结性评价主要包括课程考核、综合考核和临床实践能力考核,由平时成绩、实验(践)考核和期末考试成绩组成,计入学生成绩册。

表 3-2　学业考核评定

教学目标	主要教学形式	考　核　形　式	
		终结性评价	形成性评价
知识技能	理论教学/实验教学/PBL/CBL/RBL/临床见习/实习/技能训练	课程考试:过程考核、课程结业考试 实习鉴定:平时成绩、出科考核成绩	课程学习阶段:课前预习、课后作业、期中考试、小测验、大作业、课堂讨论、实验报告、实验记录、论文、考勤等 实习阶段:病史书写、病例观察、临床诊治操作记录、Mini-CEX 评估、DOPS 评量等
临床综合能力	理论教学/实验教学/PBL/CBL/RBL/临床见习/实习/技能训练	临床综合考 实习前、中、后 OSCE 本科毕业考试	PBL、CBL 等学习过程中:自评、互评、教师评价等 实习阶段:教学查房、病例分析、情景模拟训练、术中教学等
职业素养	融入知识与技能培养的全过程	学生综合测评	

注:PBL,以问题为基础的学习(problem-based learning);CBL,以案例为基础的学习(case-based learning);RBL,以探究为基础的学习(research-based learning)

二、临床实践能力评定

对于医学生,还可应用一些特殊的方法来评价其临床实践能力,下面介绍几种评价方法。

1. 客观结构化临床考试

客观结构化临床考试(objective structured clinical examination,OSCE)是 1975 年由英国的 Harden 博士提出的概念,近年来在国内外迅速发展并得到应用。OSCE 又称为多站式考试,是一种通过模拟临床场景来测试医学生临床能力的客观、有序、有组织的考核方法。多站式考试的优势在于能够将多种能力的考核集中在某一按需设计的框架内予以实现。作为全球公认的医学评估的重要形式,OSCE 为国内外执业资格考试广泛采用,成为临床技能考核的主流手段;更被我国各医学院校广泛应用于评价临床医学专业毕业实习阶段学生的综合临床技能,对临床实习学生的综合能力进行全面的评估,检验临床教学效果和评价临床教学质量。OSCE 的开展需要一支具有一定模拟设备教学和标准化患者(standard patient,SP)教学经验的师资队伍,并且在每次考试前接受考试部门对于评分标准的专门培训,这对刚开始接触 OSCE 的医学院校是一项不小的挑战。

2. 迷你临床演练评估

迷你临床演练评估(mini-clinical evaluation exercise,Mini-CEX)是一种由带教教师通过观察临床医学生对患者临床工作的实际表现,评估医学生的临床诊治、医患沟通、组织协调和人文关怀等多方面的综合能力水平,基于结构化表格进行评分并提供个体化反馈建议,以期达到更好的训练及评估效果的评价。由美国内科医学会(American Board of Internal Medicine)于 1995 年提出并推广,用于辅助临床医学生的教学培训,并具有评估住院医师临床水平的作用。

Mini-CEX 评分表一般由基本信息、评价主体和教师反馈 3 个部分组成。评价主体共分 7 个项目(病史询问、体格检查、操作技能、沟通技巧、临床判断、组织能力和人文关怀),每个项目都采用九级计分评量(1~3 级表示未达要求,4~6 级表示达到要求,7~9 级表示表现优秀),详见附录一。实施 Mini-CEX 的过程中,评价后应尽快结合测试的目标进行反馈,使反馈成为临床实践中的常规。

Mini-CEX 具有操作方便、考评直观、反馈迅速等特点,考核范围涉及医患沟通、人文关怀等内容,对提升医学生的医学人文素养有较大的作用。因具有因人施教的特点,Mini-CEX 更有助于学生深入理解基础理论知识、提高床边教学质量,同时也有利于提高教师和学生对床边教学的积极性。

当然,Mini-CEX 在多轮运用中也显现了一定的弊端。由于量表中的维度考核都是由带教教师进行人工评测的,所以可能存在教师个人对考核标准、测试内容的理解偏差及对医学生的主观性评价。因此,在考核过程中,通过加强对专业带教教师的培训、采用更加细化的评分标准,可在一定程度上缩小甚至避免误差,从而保证评估的准确性和均质性。

3. 临床操作技能评估

临床操作技能评估(direct observation of procedural skills,DOPS)指在临床实践技能培养的各个环节中,学生作为教学活动的主体,教师始终扮演"观察者"的角色。而这个观察者同时又是实践技能训练的主导者和组织者,引领学生高效率地为患者进行有效诊疗,并提高学习者的实践技能。DOPS 最早由英国皇家内科医师协会设计而成,主要用于评估住院医师的临床操作技能。在我国各医学院校引入后,各医学专业逐渐根据专业特性对 DOPS 评估进行了发展并运用在自身的专业领域内。

DOPS 评分表一般也由基本信息、评价主体和教师反馈 3 个部分组成。评价主体主要是知识(包括对该临床技能的适应证、相关解剖学结构的了解等)、技能(包括术前准备、麻醉和无菌观念、技能熟练程度、临床操作后的相关处理等)和态度(包括沟通技巧、职业素养和整体表现等)三大类,具体项目数量可以根据专业需要在引进版的基础上加以改良。每个项目都采用 4 等级 6 分制评分(1~2 分表示未达标准,3 分表示接近标准,4 分表示达到标准,5~6 分表示超过标准)或 3 等级 9 分制(1~3 分表示未达标准,4~6 分表示达到标准,7~9 分表示超过标准),详见附录二。实施 DOPS 评分后的反馈应在操作结束后立即进行,反馈的内容应包括学生的自评、操作的增进建议等内容。

相较于其他反馈工具,DOPS 具有评价系统全面、标准明确的优点,并且还包含疼痛管理、医患沟通等评价内容;缺点是因其繁杂的评估指标,造成评价的完成率低、耗时较长。如果在临床教学过程中有充分的课时保障,并有明确的教学目标和内容,是能够克服 DOPS 的缺点,充分发挥其有效反馈的优势的。

4. 电子学习档案

学习档案(portfolio)是 20 世纪 90 年代在发达国家兴起的用于医学教育的教学工具,目前在北美、欧洲以及日本、新加坡等国家和地区广泛应用于医学教育的全过程,包括医学本科教育、住院医师培训及继续教育项目的教学和评估。学习档案是展示每一个学生在学习过程中所做的努力、取得的进步以及反思学习成果的一个集合体。通常它以一个文件夹的形式收藏每个学生具有代表性的学习成果(作业、作品)和反思报告。

电子学习档案(e-portfolio)是指在信息技术环境下,运用信息手段表现和展示学习者在学习过程中关于学习目的、学习活动、学习成果、学习业绩、学习付出、学业进步以及关于学习过程和学习结果进行反思的有关学习的一种集合体。其主要内容包括学习作品、学习参与、学习选择、学习策略和学习自省等材料,主要用于现代学习活动中对学习和知识的管理、评价、讨论和设计等,由学习者本人在他人(如教师、学伴和助学者等)的协助下完成,档案的内容选择、标准选择等必须体现学习者的参与。电子学习档案也展示了学习者自行选择作品的经验和范例以及为学业付出的努力,能够为学习者提供自己学习的记录。因此,在设计时能自由地表现学习者的个性和创造力。

电子学习档案可以贯穿于医学本科学习中。学生在开始就接受有关电子学习档案课程的宣教并进行分组,每组 4~8 名学生,配 1 名导师作为该小组在学习中的固定指导教师,学生和导师之间签订保密协议,所有互相交流的内容在非特殊情况下不能对外透露。每个学年,学生必须完成一定数量的学习记录(post),每个学习记录必须对应一个教学目标。记录的内容没有明确的限制,可以包括学习活动的记录或证据(如文件、照片、录音和视频等),学生感到印象深刻或意义重大的学习经历或经验教训(如各种第一次、观摩或者参与抢救、目睹死亡等),学习过程中各种感悟、困惑或心路历程等。每个记录内容都必须对应于课程要求的一个学习目标,学生必须说明所记录的内容和对应的学习目标之间有什么联系,自己从中能得到什么收获或对将来达到这一学习目标有何帮助。学习记录的形式可以多种多样,包括文字、图片和视频等,但是学生必须解释为什么这个学习记录能够证明自己达到了该教学目标或者这个学习记录让自己对某个教学目标有了新的或者更深的领悟。学生可以选择性地将这些学习记录通过在线学习平台让自己的导师看到,并在网上接受导师的评价和指导。每个组员需要中期评估和总结评估时选出一个学习记录作为导师对其进行中期和期末考核的依据,导师在规定时间内完成对每个组员的中期考核表(mid-point evaluation form)和期末考核表(final-point evaluation form)。

（沈　理　钮晓音　朱玫娟）

第二篇

医学课程设计

第四章 课程的基本类型与特征

对于高等教育中的课程类型,从不同的角度可以有不同的分类方式,每一类课程有各自的特征和应用情景。常见的课程分类方式有以下几种。

一、理论课程和实践课程

理论课程是各种教育形式中最常见的课程类型,课程内容以知识性学习为主。每一节课的内容围绕基础概念和学科知识展开,形式上往往以教师讲授为主,可结合多种教学模式和教学方法开展。通过理论课程学习,达成教学目标,为实践课程打下基础。在医学教育中,理论课程占比较高,在基础阶段和临床阶段都开设大量围绕医学专业知识的理论课程。

实践课程往往安排在理论课程学习之后进行,要求根据理论知识拓展实践技能。由于医学学科的特殊性,实践课程的设置具有重要意义。在基础阶段的实验课程,临床阶段的见习、实习,以及课外与学习相关的活动均属于实践课程范畴。医学专业学生必须满足一定课时的实践课程学习,才能够达到毕业标准。

二、线上课程与线下课程

线上课程,简单地说就是通过互联网进行授课。线上课程的发展是基于近年来互联网应用的普及、大型开放式网络课程(massive open online courses,MOOC)和小规模限制性在线课程(small private online course,SPOC)的发展而逐渐兴起并普及的。MOOC课程整合多种社交网络工具和多种形式的数字化资源,形成多元化的学习工具和丰富的课程资源。同时,MOOC突破传统课程的时间和空间的限制,依托互联网,世界各地的学习者在家即可学到国内外著名高校的课程。再有,MOOC受众广,能够满足大规模课程学习者的需求。MOOC课程具有较高的入学率,同时也具有较高的辍学率,这就需要学习者具有较强的自主学习能力才能按时完成课程学习内容。而 SPOC,小规模和限制性是相对于 MOOC 中的大型和开放式而言的。小规模是指学生规模一般在几十人到几百人,限制性是指对学生设置限制性准入条件,达到要求的申请者才能被纳入 SPOC 课程。同时,SPOC 课程的内容也可以根据学生的需求量身定制。当前的 SPOC 教学案例,主要是针对在校学生和学习机构进行个性化设置的。

线下课程则一般是指在教室内,教师和学生面对面进行学习的传统课程。随着线上课程的开展,医学教学的模式也在不断转变,发展出线上模式和线上、线下混合式教学模式,成为高校教学改革的亮点之一。

三、显性课程和隐性课程

显性课程(explicit curriculum)也叫显在课程、正规课程、官方课程和公开课程,指的是为实现一定的教育目标而正式列入学校教学计划的各门学科以及有目的、有组织的课外活动,如在教学日历中正式安排的课程。显性课程传授的是各门学科的知识体系,是知识传播的主体,是培养人才的主要依据,在学校教育中起着十分重要的作用。

隐性课程(hidden curriculum)也叫非正式课程、潜在课程、隐蔽课程和隐藏课程。隐性课程在课程方案和学校计划中没有明确规定的教育实践和结果。它所显示的是非学术性的学习结果,它对学生的影响主要是无意识的、隐含的和非预期的。隐性课程传递的是对学生的素养教育。对于医学生而言,主要包括科学素养和文化素养。而目前在全国高校教育改革中开展的课程思政教育,内容也具备隐性课程的特征。隐性课程体系是立德树人的有效路径,它以潜移默化的形式、多维度地影响学生的成长。

四、必修课程和选修课程

必修和选修,这是从课程计划中对课程实施的要求来区分的两种类型。必修课程是为保证所有学生的基本学力而开发的,所有学生必须修习的课程。必修课程的主导价值在于培养和发展学生的共性,保证社会和国家对其成员的基本素质要求。其优势体现在高效率地传授知识和技能,使学生具有合理的、较宽广的、系统的知识结构。必修课通常包括公共必修课和专业必修课。

选修课程是指学生可以按照一定规则自由地选择学习的课程种类。选修课程的主导价值是为了适应学生的兴趣、爱好及劳动就业的需要而开设的。选修课程是致力于"个性发展"的课程,它的设立突出基础性、新颖性、实用性和独创性的结合。选修课程与必修课程具有等价性,不存在主次的关系,选修课程不是必修课程的附庸或陪衬。选修课程也有需要学生达到的学习目标,要满足一定的学时,并经过评价后才可确认完成学习。

五、通识课程和专业课程

通识课程是基于通识教育的理念和目标设置的课程。通识教育的目标:在现代多元化的社会中,为受教育者提供通行于不同人群之间的知识和价值观。通识教育实际上是素质教育最有效的实现方式。在通识教育中,贯彻"博学与精专相统一的个性化素质教育",把通识教育分解成哲学社会科学素养、人文素养、自然科学与技术素养、美学艺术素养和实践能力素养五大模块。鼓励学生结合自己的实际情况,跨学科、跨专业自由选课,充分发展个性,博学多识;鼓励学生从难、从严、从自己实际出发自主选课,从而增强学生学习主动性全面提高素质。"早期开展通识教育培养,中期专业教育培养及后期多元发展"是大多医学院校课程体系构建的指导思想。在新医科建设的大背景下,医学教育正在从生物医学科学为主要支撑的医学教育模式向医文、医工、医理、医X交叉学科支撑的医学教育新模式发生转变。因此,对于医学教育设置的通识课程而言,内涵和外延都在不断深化拓展,多学科通识课程的开设势在必行。

专业课程是学校根据培养目标所开设的专业知识和专门技能的课程。专业课的任务是使学生掌握必要的专业基本理论、专业知识和专业技能,了解本专业的前沿科学技术和发展趋势,培养分析、解决本专业范围内一般实际问题的能力。在医学教育中,传统的解剖学、生理学、病理学、外科学、内科学等课程或器官系统整合课程均为医学专业课程,专业课涵盖的内容是学生在医学院校中需要掌握的知识、技能和素养中最重要的内容。

(刘　畅)

第五章 医学整合课程

整合(integration)在《韦氏百科全书》中的定义是："结合或协调各分散的部分，以形成和谐有机的整体"。整合课程是针对学科课程存在的知识单一、片面和相互割裂的问题，从课程内容和资源、组织实施等方面，将 2 种或 2 种以上的学科课程内容融为整体，实现学科知识融通，提升综合应用能力的一种课程形态。

一、整合课程的起源与发展

早在 19 世纪，德国科学教育学的奠基人赫尔巴特从教育心理学角度提出了关于注意和整合作用的见解。其弟子齐勒在此基础上，创造性地提出以历史、文学和宗教为中心的学科整合法，开创了整合课程的历程。20 世纪初期，杜威和基尔帕特里克就主张整合课程，掀起了整合教育的思潮。

1910 年，Flexner 的报告在美国掀起了医学教育改革的浪潮，促进了以学科为基础的科学化医学教育体系的形成。1952 年，美国西余大学率先在医学教育领域开展"以器官系统为基础(organ-system based curriculum model，OSBCM)"的课程改革，打破了学科界限，加强了学科间的综合。1969 年，加拿大麦克玛斯特大学、澳大利亚纽卡斯尔大学等 40 余所院校陆续采用以问题为基础的课程模式，进行课程优化整合。20 世纪 90 年代，美国医学院校协会在全国推行"医学院校培养目标研究项目(Medical School Objectives Project，MSOP)"，许多院校实行了以器官系统为基础的课程、以问题为基础的课程、以社区为基础的课程等整合课程模式，成为第二次医学教育改革，对世界医学教育产生了深远的影响。

我国医学院校开展医学课程整合起步较晚，覆盖面较小。2008 年 9 月，教育部、卫生部发布的《本科医学教育标准——临床医学专业(试行)》，明确要求医学院校应积极开展纵向或(和)横向综合的课程改革，将课程教学内容进行合理整合。2009 年 2 月，教育部、卫生部在《关于加强医学教育工作，提高医学教育质量的若干意见》文件中提出,医学院校要构建人文社会科学知识、自然科学知识与医学知识相结合,基础医学与临床医学相结合的知识、能力、素质协调发展的新型课程体系。2009 年 11 月,医学发展高峰论坛以"医学整合"为主题发布了《北京共识》,指出医学整合是实现全民健康宏伟目标的重要方略。2011 年,全国医学教育改革工作会议明确提出"改革教学内容与课程体系,推进医学基础与临床课程的整合"。"整合"成为新形势、新挑战下医学发展和医学教育改革的重要方向。

我国香港地区的香港大学从 1997 年、香港中文大学从 2001 年开始先后采用整合式课程模式,以学生为中心,全面提升医学生的知识、素养和能力。我国台湾地区的医学教育委员会也于 2003 年颁布《医学教育白皮书——台湾医学教育之改进方向》,在医学院校中完全或部分采用"基础-临床"整合式课程模式,且均采用以问题为基础的学习(PBL)教学法。21 世纪初,包括内地多所医学院校积极探索,相继开展了医学整合课程改革。

二、整合学习与教学

1. 整合学习

整合学习是学习者将所学到的不同"部分"以一种有意义(与以往学习相关的)和相关(与未来应用相关的)的方式联系起来的能力。整合学习与主动学习、深度学习之间存在内在联系。首先,每个学习者对什么是有意义的或者相关的概念有所不同。因此,整合学习需要学习者主动思考,建立不同"部分"之间的联系。其次,医学专业的学生需要将所学的理论知识转化为解决问题的实践能力。只有充分深入理解基本信息和原则,才能完成实际应用。

2. 整合教学

整合教学是通过多种方法在学生中促进整合学习的行为。教师在促进整合学习中的角色是协助学生形成部分与部分之间的联系,教师应让学生在自己的学习中进行整合,而不仅是让他们接受别人的整合学习的结果。教师要通过帮助学生形成概念和学习单元之间的联系来促进其进行整合学习。

教师在授课过程中,应鼓励学生在同一学科的不同章节或不同学科的知识点中寻找联系,并用于解决实际问题。同时,教师可以通过合适的课程设计协助整合学习,如设计开放性问题,让学生设计解决问题的方案等;还可以采用多种教学模式促进整合学习,如以团队为基础的学习(team-based learning,TBL)、以问题为基础的学习(PBL)、以案例为基础的学习(CBL)和以探究为基础的学习(RBL)等,在实际问题和场景中将不同学科的知识联系起来,找到解决问题的方法。

3. 整合模式

横向整合是指生物医学基础学科之间或临床学科之间的整合,如将生物医学基础学科的人体解剖学、生物化学、生理学进行整合;或将内科学与外科学进行整合,如消化内科学与胃肠外科学进行整合、肾内科学与泌尿外科学的整合。

纵向整合是指生物医学基础学科与临床学科的整合,如将新陈代谢紊乱与生物化学整合,或将心脏病学和心血管生理学整合。

基于问题的整合是集横向和纵向整合的一种方法。这种方法通过让学生参与临床和社区(医疗)问题,来学习如何解决这些问题。

多学科整合是指为学生安排 2 个或 2 个以上医学相关专业的学习经历,使学生可以更好地合作,为患者和社区提供医疗健康服务。

三、上海交通大学医学院整合课程改革历程

上海交通大学医学院医学整合课程体系在历史上开展过 3 种类型的改革。

1. 横向医学整合课程

1958 年,党中央提出"社会主义建设总路线",在"鼓足干劲,力争上游,多快好省地建设社会主义"的"跃进高潮"的推动下,上海交通大学医学院[原名上海第二医学院(1952—1985)或上海第二医科大学(1985—2005),下同]与上海第一医学院、上海中医学院、第二军医大学、上海铁道医学院及上海医学专科学校 6 所学校的教师进行了一次医学课程改革。这次医学课程改革把基础医学和临床医学的 20 多门课程,根据人体形态与功能结合、病理学过程与病因学结合、基础医学与临床医学结合的原则,重新编排课程,6 校教师共同编写了《正常人体学》和《疾病学基础》2 本教材,共230 万字,由上海科学技术出版社出版。在此次教改中,上海各医学院校的知名教授均积极参加。但这次教改由于指导思想上急于求成,未做深入细致的思想工作;在组织方法上,搞"运动式"的大轰大嗡,未做较大范围的试验对比,也未能深入总结。这次较深刻的传统课程体系的改革尝试,以不了了之而告终。

"文革"期间,大学六年制停止招生后,于 1972 年开始招三年制"工农兵学员"。在学制统一压缩的前提下,进行了又一次医学课程改革的实践。上海交通大学医学院(原上海第二医学院)与上海第一医学院、遵义医院的教师们经过共同研究,在医学院校学制压缩一半的背景下,对基础医学课程进行了合并。这次对医学课程的改革,主要集中在医学基础课程横向联系方面,把医学基础的解剖学、组胚学、生理学、生化学 4 门课程合并后编写了《正常人体学》,把病理解剖学、病理生理学、寄生虫学、微生物学合并后编写了《疾病学基础》,教材编成后由上海人民出版社出版。这次教改由

于受到"文革"极"左"思潮的干扰,学习年限受到强制性压缩,教师的积极性未能充分地调动起来,没有进行教学效果评价。随着医学院校的学制恢复为五年制和六年制,使用了5年的《正常人体学》和《疾病学基础》教材又被废置。

21世纪初,针对部分专业,如检验、护理和营养等专业学制由五年制转为四年制,以适应医学相关专业培养目标的要求,上海交通大学医学院又组织学校有关教研室的专家教授编写了以分子、细胞、组织、器官和系统的正常形态结构、功能及化学组成和变化规律为主要内容的《正常人体学》,以及涵盖病原微生物学、病理学、病理生理学、免疫学和遗传学等多学科的《疾病学基础》。这两本多学科交叉的整合式教材由人民卫生出版社出版。书中把有关疾病发生的多学科知识进行整合,为学习临床医学和医学相关专业课程奠定了坚实的基础。

2. 以临床问题为引导的基础和临床医学教程

上海交通大学医学院曾在20世纪80年代初实施"以临床问题为引导的基础医学教程(problem oriented basic medical sciences curriculum,PBC)"和"以问题为引导的临床医学教程(problem-originated clinical medical curriculum,PCMC)"的改革,促进了基础结合临床、理论联系实际,提高了学生的主观能动性及综合思维能力。经过2年的筹备,在86级一个小班实施PBC试点,通过接触社会、接触患者、自学掌握学习内容,学生的学习主动性有了提高。但也有部分学生认为学习花了更多的时间,能力虽有提高,但成绩未见明显增加,因而缺乏积极性。试点班的教师在指导学生自学、联系和组织医院等方面也花费了大量精力、付出了艰巨的劳动,但教学实践中的付出无法得到评估,削弱了教学积极性。1988年,国家教委开始在全国15所重点医学院校中试行七年制高等医学教育。作为试行院校之一,我校将七年制课程结构设计成互相渗透融合的五大模块,即公共基础课程模块、医学基础课程模块、临床理论和临床见实习模块、回归基础模块、定向实习和毕业论文模块。各模块的教学内容又根据21世纪生命科学的发展趋势做了相应的调整。

3. 器官系统整合课程

20世纪90年代,上海交通大学医学院在临床医学专业七年制法文班中试行器官系统整合教学,教师按照器官系统进行授课,但当时没有专门的教材,学生使用的还是以学科划分的课本,各学科间的联系不够紧密,学生的积极性不够高。此次教改未大面积推行。

2002年9月,经过论证讨论,上海交通大学医学院在临床医学专业七年制中进行了全面的教学改革,开设了以器官系统为基础的综合性整合课程,并安排以问题为基础的讨论课程、学生小组活动和在教师指导下的自学;并分阶段逐步培养学生的临床技能,安排学生参加早期接触临床活动,开设前后期整合课程。增加了选修课的课程内容,开设综合性医学专题讲座和医学前沿进展讲座。实践证明,这些改革措施使学生的自学和分析综合能力、书面和口头表达能力以及团队合作能力均有了明显提高,但由于院校整合原因而再次停止。

2006年,医学院开展了第八次教育思想大讨论,厘清办学思想,召开动员大会落实整合课程教学改革实施方案。经专家顶层设计,开展基础和临床知识体系整合、建立以问题为基础和以案例为基础的器官系统整合理论课程,以及以能力为基础的梯度实验整合课程,并融入人文社会科学,从教育理念转变、教学方法改进、教学手段提升到教学效果提高,保障整合课程各项环节顺利进行。

自2008年始,在临床医学专业八年制中,上海交通大学医学院开展了更为系统的整合教学试点。经过专家顶层设计,将基础医学各课程实现交叉融合,形成8门基础医学模块整合课程(即“人体健康与疾病导论”),作为器官系统课程的前期课程;将基础医学与临床医学整合,以器官系统为中心,形成8门生物医学科学阶段的器官系统整合课程。2012年起在临床医学五年制英文班进一步试点器官系统整合课程。2014年,在上海市教育委员会“骨干教师教学激励计划”的支持下,医学院在医学专业全面推广该整合课程体系。2018年,在临床医学八年制实行生物医学科学阶段的器官系统整合课程和临床医学阶段的器官系统整合课程的“双循环”系统整合课程模式。2015年,中外合作办学上海-渥太华联合医学院项目借鉴北美单元模块化课程体系,在临床医学五年制(英文班)试点纵向整合课程的模块化课程,教学改革又迈出了一大步。2019年起,医学院对现有的“双循环”整合课程内容进行优化,试行临床医学专业(4+4)、儿科学专业的“单循环”纵向整合课程,并不断优化。

四、跨专业教育

除课程整合外,还有一种整合范围更广的跨专业教育(inter-professional education, IPE)值得关注。世界卫生组织基于跨专业教育发展中心(The Centre for the Advancement of Interprofessional Education, CAIPE)的工作,将其定义为来自2个或2个以上专业的学生相互或共同学习的一种教学模式,通过有效合作以改善患者健康。

在当今的医疗实践中,没有一个学科专家能够对患者提出的各种问题做出充分、合理的回答。如果一位医生要与护士、药剂师、理疗师和保健团队等不同专业人群一起工作,就必须具有必要的团队合作技能,并理解不同的角色作用。过去,医生的培养主要是在医学领域进行的,很少考虑其他职业知识和素养的培养,特别是在联合其他职业进行教育方面几乎是空白。跨专业教育就是要学习协作过程中所需的知识和技能,由此可发现医疗保健领域值得改进的事项。

CAIPE对跨专业学习制订了7条基本原则,以此提供、实施和发展职业间的教育。① 努力提高医疗护理的质量;② 关注服务对象和照护者的需求;③ 涉及服务对象和照护者;④ 鼓励不同专业人员之间互相合作、相互学习、互相了解;⑤ 尊重每个职业的诚信和贡献;⑥ 增加不同专业之间的实践;⑦ 提高专业的满意度。

跨职业学习的常用实践手段:在课程设计中,让不同专业的学生在同一课堂里进行学习,可以让他们在学习的同时增进相互了解;开发含有跨专业理论和实践教学的教学资源;可以采用基于模拟的学习:在临床实训中心创设情景模拟环境或在模拟病房,让不同专业的学生作为医疗保健团队中的一员,通过角色扮演共同解决医疗问题;可以采用基于交流的学习,如通过辩论、案例研究、共享讲座和电子学习;可以采用基于任务、基于观察的学习,如在研究生跨专业教育中,可以让来自不同专业的学生共同照护患者,观察他人的行为。跨专业学习应该成为核心课程的一部分,也同样可以在选修课和课外活动中创设跨专业的任务和学习环境。

(钮晓音)

第六章

隐性课程与课程思政

一、隐性课程

隐形课程（hidden curriculum）也叫潜在课程、隐蔽课程，是指在正式授课之外的，以内隐的、间接的方式呈现的课程，是学生在学校情景中除显性课程以外无意识地获得的经验、价值观、理想等意识形态内容和文化影响，具有非预期性、潜在性和不易觉察性。

隐性课程最早来源于杜威的附带学习（collateral learning）理论。20世纪初，美国学者杜威认为，学生学习的不仅是正规课程，也包括正规课程的附带学习。杜威的学生克伯屈认为，任何学习都可分为主学习（primary learning）、副学习（associate learning）、附学习（concomitant learning）。其中，附学习是指伴随主学习而来的有关情感、态度、价值观的学习。1968年，美国教育学家杰克逊把附学习概括为隐蔽课程，正式提出了隐性课程的概念。20世纪90年代以后，随着我国对西方国家课程理论的引入和不断深化，一些院校开始对隐性课程进行研究并开展课程改革，进一步拓展了大课程的观念。

1. 隐性课程的表现形式

（1）文化环境：包括隐藏于显性课程之中的意识形态，学校的校风、学风，教师的教育理念、价值观和教学风格等。

（2）物质环境：包括学校建筑、教室的设置和校园环境等。

（3）制度环境：包括学校管理体制和组织机构、班级管理和运行方式等。

（4）心理环境：包括学校人际关系、师生关系和同伴影响等。这些隐性的事物以间接、无意识的方式长期影响学生的情感，调整学生的学习行为，发挥正规课程不能替代的重要教育功能。

2. 隐性课程的特点

隐性课程的独特表现形式决定它具有特殊的性质。与显性课程相比,隐性课程具有以下特征。

(1) 范围的广阔性。隐性课程是所有学校文化要素的集合,涉及学校生活的所有方面并渗透其中,几乎无所不包、无处不在。

(2) 影响的潜隐性。隐性课程的影响潜在地隐藏于各种显性教育背后,也隐藏于学习活动环境氛围之中,学生会不知不觉地接受各种文化要素的影响。

(3) 作用的无意识性。隐性课程是一种无意识的教育影响,它是通过无意识的、非特定的心理反应机制而发生作用的,或者说是通过隐藏于内心深处的摄取机制而接受教育的。

(4) 结果的难量化性。隐性课程更主要作用于学生精神世界的非理性领域,对学生的情感、意志、想象、直觉和兴趣等非理性因素起作用。非理性因素的发展水平是很难量化的。因此,隐性课程的影响结果一般只能进行定性分析。

二、隐性课程与课程思政

1. 课程思政的主要任务

当今国际、国内形势不断地发生巨大变化,各种文化思潮相互融合渗透或抵御互斥,对各国的政治、经济和文化发展的影响越来越突出。中共中央、国务院在《关于进一步加强和改进新形势下高校宣传思想工作的意见》中指出,加强和改进新形势下高校宣传思想工作的主要任务如下。

(1) 坚定理想信念,深入开展中国特色社会主义和中国梦宣传教育,进一步增强理论认同、政治认同、情感认同,不断激发广大师生投身改革开放事业的巨大热情,凝心聚力共筑中国梦。

(2) 巩固共同思想道德基础,大力加强社会主义核心价值观教育,把培育和弘扬社会主义核心价值观作为凝魂聚气、强基固本的基础工程,弘扬中国精神,弘扬中华传统美德,加强道德教育和实践,提升师生思想道德素质,使社会主义核心价值观内化于心、外化于行,成为全体师生的价值追求和自觉行动。

(3) 壮大主流思想舆论,切实加强高校意识形态引导管理,做大、做强正面宣传,加强国家安全教育,加强国家观和民族团结教育,管好导向、管好阵地、管好队伍,坚决抵御敌对势力渗透,牢牢掌握高校意识形态工作的领导权、话语权,不断巩固马克思主义的指导地位。

(4) 推动文化传承创新,建设具有中国特色、体现时代要求的大学文化,培育和弘扬大学精神,把高校建设成为精神文明建设示范区和辐射源,继承和发扬中华优秀传统文化,促进社会主义先进文化建设,增强国家文化软实力。

(5) 立足学生全面发展,努力构建全员全过程全方位育人格局,形成教书育人、实践育人、科研育人、管理育人和服务育人长效机制,增强学生社会责任感、创新精神和实践能力,全面落实立德树人根本任务,努力办好人民满意教育。

教育部在《高等学校课程思政建设指导纲要》中进一步指出:全面推进课程思政建设,就是要寓价值观引导于知识传授和能力培养之中,帮助学生塑造正确的世界观、人生观和价值观。使各类课程与思政课程同向同行,将显性教育和隐性教育相统一,构建全员全程全方位育人大格局。

相对于显性课程,隐性课程更重视全方位润物细无声的文化浸润、感染和熏陶。它的独特表现形式和特征决定了其必然是更有利于学生品德形成的,是实现全员全过程全方位育人的重要力量。因此,隐性课程思政是形成教书育人、科研育人、实践育人、管理育人、服务育人、文化育人和组织育人长效机制的重要手段,是学校思政教育的有机组成部分。隐形课程可以广泛地应用于医学教育,教师和学生在医学教育和医疗实践的过程中持续不断地相互作用和影响。

2. 隐性课程的思政功能

(1) 激励导向功能。学生置身于学校中,从精神到物质都沐浴着校园文化,校园气氛、集体舆论、教师言行都对学生的态度和认识发挥着导向作用。学校无时无刻地在给学生提供一个参考系统、传递出一定的价值观信息,给学生以暗示和导向。用著名科学家的肖像和格言装饰教室,用校风校训的标语悬挂于教学楼和道路旁,使学生时刻知道学习的追求。

(2) 熏陶感染功能。在隐性课程的教育要素中,校园和教室的物质环境和精神氛围都具有净化心灵、陶冶情操和形成良好的道德心理素质的作用。学生置身于清洁、整齐、优雅和美观的校园物质文化环境中,会收敛自己平时的不良习惯,努力展示自己优雅的言行举止。学生沐浴在勤奋求实、积极进取的校风中,就会克服松垮作风和懒惰情绪,奋发向上。学生身着校服、齐唱校歌、齐举校旗的时候,会感受到集体向心力和荣誉感。

(3) 益智健体和审美体验功能。美观别致的校园校舍建筑、协调的校园布局、优美的校园绿化、整洁明亮的教室都能给人清新舒适之感,产生积极健康的心态。教师整齐大方的衣着、艺术化的教学风格,能使学生获得美的欣赏。学校中各种精美的艺术作品和优美的音乐,也能陶冶学生的情感。隐性课程具有特定文化环境的内驱力,会使学生的益智健体和审美体验都在无形中得到提升。

(4) 行为约束规范功能。由于学校中的物质文化环境、制度设置、师生交往等都渗透着学校的道德要求与教育意志,是一个有情感色彩的具体生动的德育环境。因此,可以通过暗示、舆论和从众等特殊机制对学生产生潜在的心理压力和动力,学生自觉感受到这种要求、主动接受外部影响,并按照这种要求去规范、约束自己的行为。隐性课程具有一种内驱力,制约着受教育者的思想和言行。

3. 课程思政的作用

课程思政的主要作用是通过课堂和课程这个主渠道的系统性教育教学,在传授知识和技能的过程中加强思想政治教育,达到立德树人根本任务。将医学生的课程思政建设与崇高职业精神教育贯穿于包括临床课堂教学、见实习教学、PBL、CBL、教学查房、小讲课和教学病例讨论等教育教学全过程中。

(1)通识教育课程:是通过人文、社会科学、自然科学或科学史、艺术或艺术史四大类课程启迪学生思考生命的意义,使学生真正懂自己、懂社会、懂中国和懂世界,在潜移默化中坚定学生的理想信念、厚植爱国主义情怀、加强品德修养、增长知识见识和培养奋斗精神,提升学生综合素质,使他们能更自信,充满好奇、激情和进取精神。

(2)专业教育课程:是课程思政建设的基本载体。根据不同医学学科的专业特色和优势,深入研究不同专业的育人目标,深度挖掘提炼专业知识体系中蕴含的思想价值和精神内涵,科学合理地拓展专业课程的深度、广度和温度,从课程所涉及的专业、行业、国家、国际、文化和历史等角度,增加课程的认知性、人文性,提升引领性、时代性和开放性。结合医学的特点,深入挖掘课程思政元素,有机融入课程教学,达到润物无声的育人效果。通过分享实施方案和案例,坚定学生理想信念,引导学生把国家、社会、公民的价值要求融为一体;紧密联系时政培养和践行社会主义核心价值观和深化职业理想和职业道德教育。

(3)实践类课程:学生在深入病房接触患者,采取床边教学、案例讨论等方式进行临床实践过程中,通过理论联系实际,培养临床操作技能和临床问题解决的能力。通过医患沟通、病史采集、体格检查等过程,在接受临床技能训练中熟悉医疗流程和诊疗思路,养成职业道德的规范和职业习惯。通过社区教学基地的全科医学和预防保健的实习内容,经历门诊接诊、签约居民健康档案的建立和维护、慢性疾病的管理和随访、社区急症的全科处理及转诊、疫苗接种、妇幼保健、老年人体检服务和健康教育等,了解全科医学特点,树立以人为中心、家庭为单位、社区为范围的理念,深化人格化、可及性、连续性、综合性和协调性的服务意识。

实际上,纯粹的学科课程、活动课程、显性课程和隐性课程是不存在的。显性课程的实施总是伴随着隐性课程,而隐性课程也总是蕴藏在显性课程的实施与评价过程之中。当课程中隐性课程的影响被意识到并加以控制时,隐性课程还能转化为显性课程。显性课程和隐性课程的互动互补、相互作用,使课程的内容不断丰富。因此,建设课程时应该对期望达到的课程目标、教学目标、学校和社会可能提供的资源、课程内容等各种问题予以综合考虑。

（沈　理　钮晓音）

第七章

教学设计模型与特征

教学设计模型是指教师在进行教学设计过程中可以运用的设计模型。教学设计（instructional design，ID）主要是运用系统方法，将学习理论与教学理论的原理转换成对教学目标、教学内容、教学方法和教学策略、教学评价等环节进行的具体计划，创设教与学的系统过程或程序。创设教与学的系统根本目的是促进学习者的学习，而教学设计模型则是这种计划实施可以借鉴的策略。不同的模型有不同的特征，但基本都包括对教学目标、教学重点和难点、教学策略、教学步骤等进行不同的安排和组合。在课堂教学中，可根据学科特征、教学目标要求和教学条件单一或融合应用多种模型进行课堂教学设计。

一、BOPPPS 模型

目前，BOPPPS 模型（BOPPPS model）是很多一线教师选择的课堂教学设计模型。BOPPPS 模型最早由加拿大英属哥伦比亚大学（University of British Columbia，UBC）的 Douglas Kerr 教授于 1978 年所提出，后不断发展。BOPPPS 模型将课堂教学过程分为 6 个部分，分别为导入（bridge-in）、学习目标（objectives）、前测（pre-assessment）、参与式学习（participatory learning）、后测（post-assessment）和小结（summary）。按照 BOPPPS 模型，结合自己的课堂教学内容进行这 6 个部分的设计，简单明了，易于操作和实践。

1. 导入

导入部分主要为授课内容的引入环节，其目的是为了引起学生对于学习内容的兴趣，让学生准备进入教师所要讲授的内容。因此，此阶段的教学策略，可以通过讲述与授课内容相关的病例、社会热点问题和背景小故事等方式进行；也可以通过知识链条上已经学过的内容，温故知新，引出学习的主题。导入部分往往决定了学生对教师的第一印象，而且导入部分的内容一般不出现在教材上，需要教师自主寻找和挖掘,并进行"抖包袱"式的设计。

2. 学习目标

学习目标是成果导向教育(outcome-based education,OBE)理念的基础。OBE理念强调在教育教学过程中,以学生为中心,以学生学习成果为导向,采用逆向思维的方式进行课程设计。OBE理念是医学教育专业认证的核心理念之一。学习目标的设置以经典的布鲁姆认知理论为基础,分为不同的层级。因此,需要将学习目标进行细化,选用可衡量、可达到的行为动词,让学生明确通过课程学习,可以收获的具体成果和需要做和想的内容。

3. 前测

前测一般在课前或课堂开始阶段进行,其目的是为了了解学生已有的知识和能力,前测内容应与本次课程内容密切相关。教师可通过前测的结果,适度调整教学内容和进度;而学生也可通过前测的结果,向教师提出学习或复习的要求。因此,这一阶段的主要教学策略可以设计能够即时反馈的提问、考试或作业。

4. 参与式学习

参与式学习用于课程内容的教学中,强调以学生为中心,采取多样化的教学活动,增加师生互动、生生互动,让学生能更积极主动地学习。在此阶段,教师需善用教学策略,可以采用讨论、翻转课堂和智慧课堂互动等方法,增加学生学习的参与感。

5. 后测

后测环节是为了了解学生本次课的学习成效以及是否达到设定的学习目标。每当课程完成一个阶段或课程完全结束时,教师均可进行后测。后测的评价方式可依据课程内容或性质而有所不同,可采用考试、口头回答或展示、课后作业等形式进行。评价应注重形成性评价,及时对学生的评价予以反馈。

6. 小结

小结放在课程的结束阶段,教师需要根据课程内容做出总结,帮助学生归纳要点,也可以采取让学生回顾总结的方式加强学生的参与感。在此阶段,教师可以采用绘制思维导图、板书、结合学习目标回顾等方式进行总结。

BOPPPS教学模式适用于绝大多数课程的课堂教学设计,简单易懂、实操性强,在医学课堂教学中可广泛应用。然而,在实际应用过程中,教师仍面临一些挑战与困惑。比如,有的教师认为,BOPPPS模型过于僵化,只能按照6部分的模块来进行设计;再比如,如何把6个阶段的教学设计与具体的学科教学内容紧密结合,凸显学科特色? 还有,怎样把BOPPPS 6个阶段教学思路与其他教学方法和技术紧密结合,以获得更好的效果。BOPPPS教学模式还需要不断地发展和完善。

二、"5E"模型

"5E"教学模型是美国生物学课程研究（biological sciences curriculum study, BSCS）于 1989 开发的一种基于建构主义教学理论的模型。这种模型产生于 20 世纪 80 年代，主要描述了一种能用于总课程、具体学科课程或某一节具体课的教学程序。"5E"教学模型共分 5 步，这 5 步分别是吸引（engagement）、探究（exploration）、解释（explanation）、迁移（elaboration）和评价（evaluation）。

1. 吸引

这一环节是起始环节，其目的为吸引学生对学习任务产生兴趣，激发学生主动进行探究，可以通过创设问题情景来激发学生的学习兴趣。这里的问题情景应尽量与医学实践中的问题联系起来，并与课程内容和教学任务联系起来，吸引学生，引起认知冲突，从而激发学生主动探究、主动建构知识的兴趣。

2. 探究

探究是"5E"教学模型的中心环节。教师可以根据上一个环节产生的认知冲突，引导学生进行探究。在探究的过程中，学生是主体，教师的作用是引导和帮助。教师注意观察、倾听，并进行适当的提示和指导，以了解学生探究的进程和深度，同时避免学生过快地得出结论。在这一阶段，需要为学生提供一些必需的背景知识，包括学习材料等；如果是实验探究，还必须提供给学生实验仪器、实验材料和背景知识等。

3. 解释

解释阶段是"5E"教学模型的关键环节。这一阶段应将学生的注意力集中在对探究过程和结果的展示以及分析方面，给他们提供机会表露其对概念的理解，以及技能的掌握或方法的运用，让学生尝试用自己的理解阐述他们对概念的认知。这一阶段也为教师提供直接介绍概念、过程或方法的机会，教师应该借助课程目标来帮助学生更加深入地理解新的概念。解释环节需要一定的逻辑推理，教师应注意鼓励和提醒学生根据已有的知识经验和上一环节进行探究的过程和结果进行推理。

4. 迁移

此阶段在教师的引导下继续发展学生对概念的理解和应用技巧，扩充概念的基本内涵，并与其他已有概念建立某种联系，同时用新的概念解释新的情景或新的问题。通过实践练习，学生从中可以加深或拓展对概念的理解，获得更多的信息和技能。

5. 评价

在这一阶段教师和学生用终结性或过程性评价的方法评价学生对新知识的理解及应用能力。评价的目的在于确保学生活动的方向或鼓励学生对研究过程进行反思。同时,评价也为教师提供了一个评估自己教学过程和效果的机会;也可在评价过程中鼓励同学们自我评价或相互评价。

"5E"教学模型十分注重教师的教学行为与学生的学习行为协调一致。在这两者的行为中,可以十分清楚地看到,学生是学习的主体、是活动的中心;而教师则扮演指导者和帮助者的角色,教师所做的一切都是为了促进学生更好地探究并获取科学的概念。

三、ADDIE 模型

ADDIE 模型是一个教学系统设计框架。模型最初由美国佛罗里达州立大学提出,以建构主义理论为基础,以"学"为中心,体现学什么、如何去学、学习效果评价的系列过程。该模型由 5 个环节组成,分别为分析(analysis)、设计(design)、开发(development)、实施(implement)和评价(evaluation)。各环节又可分为若干细分环节,5 个环节相互联系、密不可分。在该教学模式系统中,分析环节是前提,设计环节是基础,开发环节与实施环节是核心,评价环节是保障。评价环节既是教学设计模型的最后一个环节,又贯穿于其余 4 个核心环节,各环节都需要评价各自的效果和可行性。

四、肯普模型

肯普模型(Kemp model)是第一代教学设计中的经典模型,它是由美国教育学家肯普在 1977 年提出的,以后逐步完善而成。该模型的特点可用 3 句话来概括:在教学设计过程中应强调 4 个基本要素,需着重解决 3 个主要问题,要适当安排 10 个教学环节。其中,4 个基本要素是指教学目标、学习者特征、教学资源和教学评价。3 个问题是学生必须学到什么(确定教学目标),为达到预期的目标应如何进行教学(即根据教学目标的分析确定教学内容和教学资源,根据学习者特征分析确定教学起点,并在此基础上确定教学策略、教学方法),检查和评定预期的教学效果(进行教学评价)。10 个教学环节分别指:① 确定学习需要和学习目的,为此应先了解教学条件,包括优先条件和限制条件;② 选择课题与任务;③ 分析学习者特征;④ 分析学科内容;⑤ 阐明教学目标;⑥ 实施教学活动;⑦ 利用教学资源;⑧ 提供辅助性服务;⑨ 进行教学评价;⑩ 预测学生的准备情况。其中,确定学习需要和学习目的处于中心位置,为整个教学设计的出发点和归宿,各环节均应围绕它来进行设计。模型设计不是单一的形式,教师可以根据实际情况和自己的风格选择任一环节开始,并可按照任意的顺序来进行教学评价。

五、"史密斯-雷根"模型

"史密斯-雷根"模型(Smith-Ragan model)被认为是第二代教学设计模型的典型代表,由美国俄克拉荷马大学教授史密斯及他的合作者雷根于 1993 年共同提出。此模型在充分吸收第一代教学设计模型的基础上有所发展。"史密斯-雷根"模型被认为较好地实现了行为主义与认知主义的结合,并且较充分地体现了"联结-认知"学习理论的基本思想。该模型由教学分析、策略设计和教学评价 3 部分组成。教学分析包括学习环境分析、学习者特征分析和由教学目标和教学内容分析构成的学习任务 3个方面。策略设计是"史密斯-雷根"模型最突出的特点,即教学组织策略、教学内容传递策略和教学资源管理策略,并且给出了教学内容的组织和有关策略的制订思路,强调必须充分考虑学生现有的知识结构。教学评价强调形成性评价,并通过形成性评价的结果不断地改善教学。

六、高校翻转课堂教学设计模型

高校翻转课堂教学设计(instructional design model for flipped learning in higher education,IDMFLHE)模型由韩国首尔大学的林哲日研究团队于 2013 年提出,是一种主要基于翻转课堂的教学设计模型。在大量案例研究的基础上,林哲日研究团队提出了开发 IDMFLHE 模型的 4 个关键维度:功能、起源、数据和分析方案。该模型在课程层面,要求教学设计者从宏观视角对课程的教学目标、教学内容、学习者以及学习环境等要素进行分析和设计;在课堂层面,要求教学设计者必须对每一节课进行分析,并从微观视角对翻转课堂中在线和面对面两个部分的学习活动进行设计和开发。

七、其他

此外,还一些常见的课程设计模型包括教学系统化设计(instructional system

design,ISD)模型、绩效技术(human performance technology,HPT)模型、能力本位教育培训(competency based education and training,CBET)模型、课程开发(develop a curriculum,DACUM)模型等(表 7-1)。

表 7-1　组织常用的课程设计模型

模型名称	理　　论	主 要 元 素
BOPPPS 模型	以建构主义和交际法为理论依据,以有效教学设计著称,强调学生的参与和反馈。BOPPPS 模型与传统课堂教学设计的根本区别:BOPPPS 模型突出参与式学习,强调学习者在课堂中的主动角色,通过对教与学的时时反馈做出及时调整	导入、学习目标、前测、参与式学习、后测、小结
"5E"模型	基于建构主义教学理论的模型,产生于 20 世纪 80 年代,主要描述了一种能用于总课程、具体学科课程或某一节具体课的教学程序	吸引、探究、解释、迁移和评价
肯普模型	在教学设计过程中应强调 4 个基本要素,需着重解决 3 个主要问题,要适当安排 10 个教学环节	教学目标、学习者特征、教学资源和教学评价
史密斯-雷根模型	较好地实现了行为主义与认知主义的结合,并且较充分地体现了"联结-认知"学习理论的基本思想	教学分析、策略设计和教学评价
IDMFLHE	基于翻转课堂的教学设计模型,从微观视角对翻转课堂中在线和面对面两个部分的学习活动进行设计和开发	功能、起源、数据和分析方案
ISD 模型	以传播理论、学习理论、教学理论为基础,运用系统理论的观点和知识分析教学中问题和需求并从中找出最佳答案的一种理论和方法	分析、设计、开发、实施和评估
HPT 模型	通过确定绩效差距,采取有效益和效率的干预措施,获得所希望的人员绩效;强调对低成本、高效益和高效率的解决问题的方法选择	绩效分析、原因分析、设计和开发、执行和评估
CBET 模型	明确教学基础、教学目标和评价标准,通过培训,使人的潜能转化为能力	分析、明确、培训和评估
ADDIE 模型	要学什么(学习目标的制订)、如何去学(学习和策略的应用)、如何去判断学习者已达到学习效果(学习考评实施)	分析、设计、开发、实施、评估
DACUM 模型	通过职务分析或任务分析,从而确定某一职业所要求的各种综合能力及相应专项技能的系统方法	准备、确定、检查和完善单项任务,排序任务

(刘　畅　陈广洁　钮晓音)

第八章 > 医学课程设计概述

医学课程开展教学设计,将现代教学思想、现代教育技术与医学教学实践结合起来,对培养优秀的医学人才、深化教学改革起到重要的作用。医学课程设计可以推进医学教学工作由经验型向科学化的改变,改变师生在"教"与"学"中的相互关系,充分发挥现代教学系统的整体功能。

立足经济社会发展需求和人才培养目标,优化公共课、专业基础课和专业课的比例结构,加强课程体系整体设计,提高课程建设规划性、系统性,避免随意化、碎片化。积极发展"互联网⁺教育",探索智能教育新形态,确保课程教学质量;同时推动课程思政的理念形成广泛共识,构建全员全程全方位育人大格局。确立学生中心、产出导向和持续改进的理念,提升课程的高阶性,突出课程的创新性,增加课程的挑战度。着力打造一大批具有高阶性、创新性和挑战度的线下、线上、线上线下混合、虚拟仿真和社会实践"金课"——一流课程。

课程教学是一个复杂的系统,各要素之间密切相关、相互影响,任何一个要素设计不合理,均可能影响课程目标的实现。课程设计须处理好以下关系。① 主体与主导的关系:以学生为中心,正确认识学生的主体地位与教师主导地位的关系。② 普遍与特殊的关系:以全部学生为中心,兼顾不同类型学生的学习特点。③ 知识与能力的关系:以培养学生的"知识、能力和素养"为重要目标。④ 显性与隐性的关系:显性教学以学术性知识为主导任务,而隐性教学都以品德态度等非学术性知识为主要任务。⑤ 守正与创新的关系:创新的基础是守正,创新教学模式、教学内容、教学方法和资源。

医学课程教学设计基本思路是要全面、系统地将各种与学习活动有关的理论与方法统一起来,综合考虑、统一策划和运用各种教学资源,有目的、有计划、有步骤地设计整个教学过程。采用最佳的教学方法和手段进行医学教学,并通过教学设计的实施对教学效果进行评估,使学生最有效地达到学习目标,实现教学过程的最优化。课程教学设计具有系统性、具体性和灵活性的特点。但没有一种固定的课程设计模型能有效地解决所有的教学问题,需要结合教学实际不断地总结和创新,不断地进行教学设计的研究和实践。

　　本篇章选取了 4 个代表性的医学课程设计进行展示,包括机体防御与免疫、护患沟通学、医学英语和生殖系统(临床)。这 4 门课程设计各具特点,具有引领示范作用,可为课程设计提供参考。

(钮晓音)

摘要："机体防御与免疫"为首批国家级一流本科(线下)课程、上海市课程思政示范课程。此课程是临床医学专业本科生必修课。针对学生欠自主、难应用、缺创新3个主要痛点问题，基于无缝学习和探究式学习为突破，打造"一主干＋多选修"新医科课程体系；采用"讲授-讨论-自学-CBL-综述"教学模式；构筑"多元化＋挑战度"的教学评价体系；融入"知先声、求智善、达健康"课程思政；实践"免疫基础-临床转化"的科研创新。学习反馈调查显示，学生自主学习的能力、运用逻辑分析解决临床免疫学问题的能力、科研创新的能力均有显著提高。团队教师在全国免疫学大会、全国各大医学院校以及校级、院级论坛进行课程建设经验分享50余场；承担各级教学课题20项，发表教学论文16篇，获奖25项；建设微课获全国奖18项；连续5年举办教学专题国家级继续教育项目(基础与临床免疫整合课程实施与改革研修班)，深获同行好评。

一、课程简介与问题分析

1. 课程简介

经历了几代人的传承，适应现代教学理念的发展，免疫学教学从单一学科的市级精品课程"医学免疫学"，发展到基础医学横向整合课程"机体防御与免疫"。2020年，该课程被教育部认定为"首批国家级一流本科课程"(见图9-1)。

机体防御与免疫是生命科学发展的前沿领域，是与分子生物学、细胞生物学、遗传学和神经生物学相互渗透、相互结合的一门新兴学科，是基础医学和临床医学的主要支撑和桥梁学科。该课程为临床医学专业本科生必修课程，2学分、41学时。课程开设在二年级第一学期，内容包括绪论(整体框架)、免疫分子、免疫细胞及其介导的应答和调节、临床免疫疾病、总体汇总(putting it all together)5个模块。课程以线下

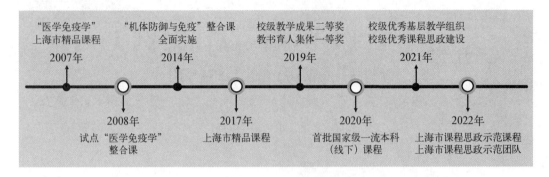

图 9-1　课程建设历程

教学为主,辅以丰富的选修课和科研训练,以及微课、微精品课等线上资源,使学生系统而全面地掌握现代医学免疫学相关基础理论知识,注重其在临床疾病的预防、诊断和治疗中的转化应用,培养学生免疫学科研思维和创新能力,为后续临床器官系统整合课程的学习打下扎实基础。

2. 学情分析

从学生起点水平、学习习惯和创新能力三方面进行学情分析。

(1)学生学习的主动性较高,但自主学习能力不足。学生思维活跃,学习动力足,但本课程概念繁多,内容抽象,学生初次接触感到难懂、难记、难学,进行自主学习的能力不足。

(2)学生具有一定的基础知识,但理论联系实际较弱。学生在一年级已学习了生命科学导论,加上同期开展的模块整合课程,学生具有解剖学、细胞生物学等相关知识,但本课程知识与基础医学其他学科,以及与临床实际问题之间联系相对较弱。

(3)学生参与科研兴趣浓厚,但创新思维尚未形成。学生报名参加免疫学方面的探究性实验或大学生创新训练计划的积极性高,但由于本课程知识扩展迅速、更新快,加上飞速发展的测序技术、基因技术等对学科研究的推动作用,学生缺乏系统的创新能力训练。

3. 痛点问题

(1)学生缺乏自主学习能力(欠自主)。本课程内容多难度高,传统讲授形式缺少吸引力,学生因学习资源和学习方法单一,初学者缺乏医学学习的思维方式和自主学习能力。

(2)学生缺乏转化应用能力(难应用)。本课程内容虽然复杂,但前后逻辑性联系强,与临床疾病的发生和发展关系紧密,学生大多为习惯记忆性学习,因而缺乏应用原理推理分析和解决临床问题的综合能力。

（3）学生缺乏科研创新能力（缺乏创新）。免疫学是生命科学与医学领域中的前沿科学，处于医学起步阶段的低年级学生缺少与本学科相关的科研思维和创新实践训练。

4. 解决问题的思路和方案

本课程秉承"培养有灵魂的卓越医学创新人才"为目标，以"课内与课外、理论教学与临床案例、多教学模式与多元化评价"三结合的无缝学习和"创新实践项目"的探究式学习为突破，提出解决上述问题的思路。

（1）打造"一主干＋多选修"新医科课程体系。以整合课程"机体防御与免疫"为主干课程，重构课程知识体系，编写配套的教材资源，丰富学生知识结构。在新医科建设背景下，围绕本课程，配套开设了 3 门与工、理、文、临床交叉融合的医学选修课以及 1 门高阶课程，实现医学学科内部及与其他学科之间的交叉融合。

（2）采用"讲授-讨论-自学- CBL -综述"教学模式。根据教学内容，应用灵活多变的教学模式，并采用思维可视化＋有意义学习法。运用综合思维导图让学生自主厘清复杂抽象的免疫逻辑；利用团队教师设计制作的微课、微精品课，将学生的学习置于更广阔的思维可视化资源；通过案例讨论，培养学生基础联系临床的意识和理论联系实际的能力。

（3）构筑"多元化＋挑战度"的教学评价体系。在评价方式上，采用形成性评价和终结性评价相结合的模式。在评价内容上，设计综合性平时考核题和期末考试的拓展性思考题，增加学生学习的挑战度。

（4）融入"知先声-求智善-达健康"课程思政。"三步走"策略有机贯穿教学全过程："知先声"，即了解免疫学科发展史、免疫学先贤及重要事件；从前人的肩膀上"求智善"，即把知识转化成智慧，学习科学家精神和医者的仁心仁术；最终"达健康"，即追求平衡全健康。

（5）实践"免疫基础-临床转化"的科研创新。依托教学团队优质资源平台和丰富科研项目，结合医学院临床医学和多学科交叉的优势，通过探究性实验的课内课程和大学生创新训练计划的课外项目，展开学生的创新实践训练，培养学生创新思维和科研能力。

二、教学创新举措

1. 理念与目标创新

教学理念：守正创新，免疫全健康；教学目标：专业型、创新型和复合型。

（1）专业知识。让学生认识免疫系统的胚胎发育过程、认识免疫应答等基本理论、引导分析和对比正常和异常免疫应答和了解免疫学研究技术。

（2）专业技能。引导学生学以致用，应用免疫学原理分析和解决临床免疫性疾病的相关问题，同时使学生具备科研思维、团队沟通协作能力。

（3）综合素养。培养学生树立科学家精神、医者精神，引导伦理思考，使学生具备平衡全健康思想、具有家国情怀和对重大突发公共卫生事件应对能力。

2. 教学内容创新："一主干＋多选修"新医科课程体系

（1）以主干课程为中心，建设丰富配套教学资源。以"机体防御与免疫"课程为核心，根据交叉学科整合特点，汇聚全国专家编撰全新整合教材《机体防御与免疫》。设计以 OBE 为导向、涵盖课程思政目标的教学大纲，编写配套的思政素材集。

教学内容围绕绪论-主体- Putting it all together 为主线，分 5 个模块开展（见图 9-2）。绪论（整体框架）为先；主体包括免疫识别和效应分子、细胞介导免疫应答核心章节以及理论联系实际讨论免疫性疾病；以 Putting it all together 总结，以螺旋形上升的方式使学生达到对整体内容逻辑性的理解，并运用到临床。

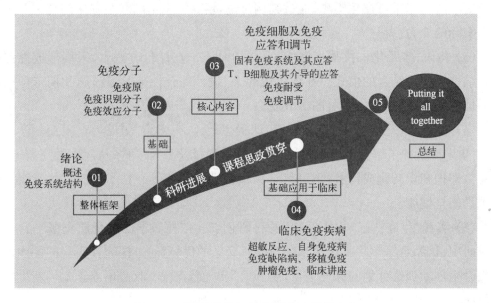

图 9-2　"机体防御与免疫"的整合教学内容

与原教学内容设置比较：新的整合课程（见图 9-2）中新增免疫系统的组织发生学，从组织胚胎发生的角度来理解免疫细胞器官和组织的发育过程；新增 Putting it all together，与绪论首尾呼应，从框架到整体的梳理，使课程全貌更清晰；免疫分子按照两大类功能（识别与效应）展开，富有逻辑性；把免疫细胞与其介导的应答联系在一起，帮助学生整体理解免疫细胞从发育到成熟、分化再介导效应功能；另增设临床讲座,引导学生理论联系实际。

于 2014、2016 和 2021 年分别创建了课程网站、微信公众号和视频号。课程网站建设齐全,包括课程介绍、教学日历、教学大纲、教学资料和互动栏目。教学资料包括课件、录像、微课和微精品课、学生优秀作业、参考文献等。其中含有围绕抗体、免疫最新进展为主线的 16 个微课视频,以及围绕免疫细胞为主线的 10 个微精品课视频。互动栏目提供师生和生生间答疑解惑、讨论研究进展和热点问题。为学生提供了丰富的网络学习资源,打破了学习资源的时空限制,实现了无缝学习,促进学生自主学习。

（2）以选修课程为辅助,拓宽多学科融通知识结构。团队配套开设多门医工、理、文融通的选修课程,拓宽学生知识广度,满足学生深入学习的渴望。包括"神奇的子弹：抗体研究的过去与未来"（医工、医理结合）、"肿瘤生物学与摄影艺术"（医文结合）、"免疫与临床实践"（基础与临床结合）以及"高级免疫学"（高阶课程）。

（3）以前沿进展为拓展,挖掘免疫科研创新深度。课程教学引入对应知识点的科研文献 13 篇、引入教师团队自主设计的微课 16 个。课程公众号紧跟前沿,推送免疫学新进展,培养学生的科研创新思维。

3. 教学模式和方法创新：思维可视化＋有意义学习＋科研实践

针对"欠自主",究其原因,免疫学难学,传统教学以讲授为主,模式单一,且教学资源不吸引学生;针对"难运用",究其原因,学生缺乏免疫学逻辑思维,缺乏用临床案例对思维的训练;针对"缺创新",究其原因,学生缺少文献阅读和科创课题的实践。

创新举措主要采用基于思维可视化＋有意义学习的多模式教学、科研实践来教学改革,解决痛点问题（见图 9-3）。

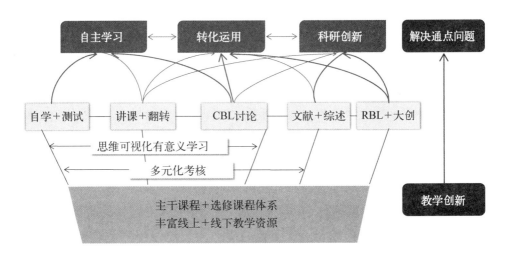

图 9-3 "机体防御与免疫"创新举措

(1)"讲授-讨论-自学-CBL-综述"教学模式。改革传统的单纯课堂授课教学模式,改革为讲授+翻转讨论、自学+测试和CBL讨论、文献+小综述。参考国内外的教学经验,选取部分过渡章节或知识点让学生自学,夯实已学、预习未学,有助融会贯通。CBL教学可增进基础与临床的有机结合。以"超敏反应"为例,学生提前1周收到4种类型超敏反应的4个临床案例及思考题,分小组进行预习,结合案例再查阅文献,制作PPT、课堂演讲及组间讨论,教师给予点评指导,以此提高学生主动学习和合作学习,加深对免疫学基础的整体理解,增进临床与基础的有机结合,培养学生综合能力和高级思维。

(2)思维可视化-有意义学习策略。免疫学知识体系概念多、抽象不易理解;参与应答的免疫细胞和分子很多,难以明白整体相互协作的作用。根据以往学生学习反馈和学科特点构建了思维可视化和有意义学习策略。"综合思维导图"将抽象的原理可视化、众多的概念结构化、分散的知识点系统化;微课等资源将前沿科研、临床转化和人文素养通过视频使知识更直观化且易于吸收。教师通过"免疫学综合思维导图"和微课视频辅助教学,学生则通过教师设计的主题作图和制作视频,达到有意义学习的目的;训练学生的批判性思维和创新性思维,提高教学质量和效果。

(3)RBL+大学生创新实践训练。团队依托免疫学科的科研强项,结合医学院临床医学和多学科交叉的优势,开展课内:以探究为基础的学习(RBL)+课外:大学生创新训练计划的本科生科创活动,指导学生进行课题设计、实验操作和论文写作的全程训练。重在启发和传授科学的思维方法,培养学生逐步养成和建立发现问题、分析问题和解决问题的创新能力。

4.考核与反馈创新:多元考核综合素质,促进自主和应用

在评价方式上,采用形成性评价和终结性评价相结合的模式。在评价内容上,改革考核要求,增加学习挑战度。过程性考核占比40%,包括自学+测评(5%)、撰写小综述或绘制思维导图(15%)、CBL讨论(20%);终结性考核占比60%,为期末闭卷考。

(1)过程性考核。自学章节在微信平台测试;开展文献导读、课外研讨,撰写小综述;设计主题绘制免疫学综合思维导图;教师根据学生CBL的准备、演讲和互动等进行打分,反映学生自学、表达、解决问题能力等。根据学生过程性考核情况和中期调查反馈,教师及时发现存在的问题,调整讲课内容并给予指导。

(2)终结性考核。题型多样,有名词解释、选择题、填空题和综合问答题。上述考题测评学生的记忆、理解、综合解决问题的能力。教师分析学生期末的调查问卷,对课程的优缺点进行分析和后续改进,并给予学生反馈,形成闭环。

三、课程思政特色

对标教育部《高等学校课程思政建设指导纲要》的课程思政要求，结合医学院人才培养目标和本课程特点，体现以下课程思政特色。

1. 课程思政理念

以"知先声、求智善、达健康"的课程思政理念出发。"知先声"，即了解免疫学科的科研发展史是中国人立下了第一块免疫的里程碑、介绍经验和科学免疫学阶段代表人物及事件、上海市免疫学研究所的创建，从中体会科学家的创新、爱国精神和家国情怀；通过了解现代免疫学阶段代表人物和事件、免疫学基础研究向临床的转化、知晓科学伦理和医学伦理，进而"求智善"，即体会求实、创新、奉献的科学家精神和作为大爱无疆、治病救人的医者精神和仁心仁术；通过体会免疫功能讲求平衡、免疫系统与其他系统的协调、健康共同体以及哲学平衡思想，最终"达健康"，让学生体会协同、奉献的科学家精神、大健康理念。

2. 课程思政内容建设和实施

首先，基于 OBE 的教育理念凝练覆盖课程全部章节的思政目标和价值塑造点，使专业和价值教育结合具有结构性系统性。其次，组织团队教师编写具有时代特征和人文情怀的思政案例集，制作集免疫学拓展和人文思政的微课视频，包括老一辈免疫学研究所所长余㶿和中国免疫学领域的科研工作者、医生的优秀事例和贡献，以及诺贝尔生理学或医学奖获得者的科研故事。上述课程思政案例和视频通过课内授课、课外学习展开，将价值塑造、知识传授和能力培养紧密融合。最后，在教学评价中融入思政。例如，平时作业：中国生产的新冠疫苗有几款获得世界卫生组织紧急使用授权？介绍这些疫苗在其他国家的使用情况，并分析评论中国对全球抗击疫情做出的贡献。通过作业培养学生应对重大突发公共卫生事件的意识；培养创新、奉献精神、具有家国情怀和大健康理念。

四、信息技术应用

课程使用超星学习通平台在课前发布教学任务、推送教学资源；课中和课后开展教学讨论、设置在线平时作业和批改作业、答疑互动、发放课程中期调查反馈和课程结束后调查问卷。通过微信班级群及时沟通、答疑指导，形成与学生的有效互动，及时反馈改进教学。

通过新媒体平台微信公众号和视频号推送科研新进展和微课视频，培养科研思维和临床应用能力;展示学生优秀作业,促进互相学习。

五、教学创新成效与推广

1. 痛点问题解决情况

(1) 学生自主学习和临床应用能力提高。基于"无缝学习"中实行的思维可视化和有意义学习,使学生自主学习和临床应用能力大幅提高。从学生的调查问卷反馈来看,"免疫学综合思维导图"对学生自主学习能力、临床免疫学问题分析等都非常有益(见表9-1)。学生代表性综合思维导图展示如图9-4所示。

表9-1 "免疫学综合思维导图"学习效果分析

综合思维导图	很有帮助	有帮助
对自主学习能力的训练	67%	29%
对知识点相互关系的理解	67%	29%
对免疫学原理的整体理解	71%	25%
对临床免疫学问题的分析	83%	17%

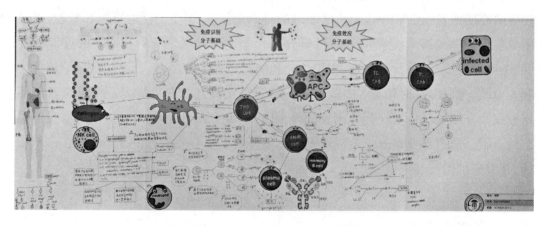

图9-4 学生代表性综合思维导图

从学生的调查问卷反馈来看,微课对自主学习、奉献精神、创新性思维等很有益(见图9-5);CBL教学对逻辑思维、理论联系临床、奉献精神等很有益(见图9-6)。

(2) 学生科研创新能力提升。近5年,教学团队导师带教RBL和大学生科创受众学生达310人次,约50%的课题获评上海市级和国家级项目;参加"全国大学生生命科学竞赛""基础医学全国创新大赛"等各级比赛获奖达32项;发表论文和综述27

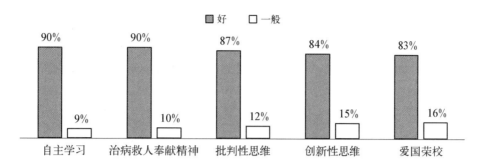

图 9 - 5　微课学习效果分析

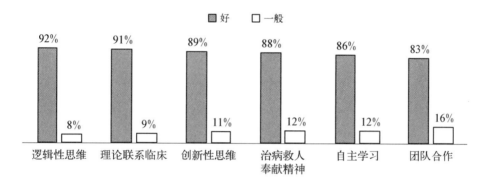

图 9 - 6　CBL 学习效果分析

篇（其中 SCI 收录论文 5 篇）。科创项目紧密结合免疫学基础与临床问题设计，并结合医工理生物信息学大数据，学生科研创新能力和交叉创新能力显著提升。

2. 教学创新成效

（1）课程教学评价。课程的教学创新获得师生高度认可，连续 5 年评教 A 等。表 9 - 2 列举了部分学生的主观评价。

表 9 - 2　课程学生评价

学生序号	学　生　评　价
1	我想以后从事免疫学研究。通过课堂了解到很多优秀的免疫学前辈，向他们学习。
2	前沿和基础相结合，理论讲解明了清晰，教学细致，教师负责。给我印象很深的是陈老师的 Putting it all together 课了，像脑力风暴，一下子我把整本书的知识点和应用都抓住了！
3	课堂教学、CBL、自学答题、论文阅读、临床讲座、网络答疑等教学形式丰富，机体防御与免疫是我最喜欢的课！
4	RBL 的科研培训让我到了临床也非常受益，培养了我的科研能力和思维，对我在临床上做科研很有帮助，我选择了风湿免疫作为我的博士研究方向。

（续　表）

学生序号	学　生　评　价
5	条理清晰、内容充实，并在课程中加入了思政元素，教师有水平、有能力，使得课堂体验很好！
6	超星课程网站和公众号、视频号等网络资源方便课后学习，且资源丰富，课后学习体验非常好。我还选修了一门肿瘤生物学与摄影艺术，想不到这两者还有规律的联系哦，好棒！

（2）课程思政成效。调查问卷反馈显示，学生对课程思政的接受度高，并进一步提升了学生的能力和人文素养；激发他们学习科学家精神和医生的大爱无疆、救死扶伤的精神（见图9-7）。课程中CBL的讨论，促进了学生对免疫平衡哲学思想的理解，并激发了学生自觉在讨论中融入课程思政元素。在教师指导下，学生撰写和编辑了《"战疫"——免疫学课程思政阶段性成果汇编》一书。

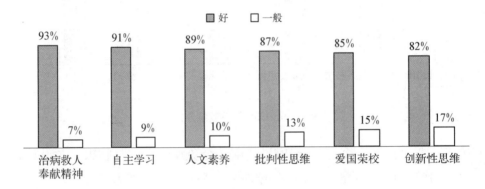

图 9-7　课程思政效果分析

3. 课程建设成果

（1）课程认可。"机体防御与免疫"于2020年获教育部首批国家级一流本科（线下）课程，2022年获上海市课程思政示范课程和课程思政示范团队。

（2）教材出版。主编整合教材《机体防御与免疫》，于2017年由人民卫生出版社出版。共出版8部教材，其中主编3部，参编5部。

（3）微课建设。"机体防御与免疫"教学团队自2015年来连续建设微课16个，获全国微课比赛、人卫慕课在线课程与教学资源比赛等全国性奖项一二等奖等共18项。

（4）教学获奖。获得教学成果奖和个人师资奖共25项，包括上海交通大学教学成果一等奖、二等奖、教书育人集体一等奖；2019年宝钢优秀教师奖、2014年上海市育才奖、2021年荣获上海交通大学教书育人一等奖和佳和优秀教学奖、上海交通大学医学院突出贡献奖、2022年荣获上海交通大学致远荣誉教师等荣誉。

（5）教改项目。教学团队长期进行教学学术研究，结合课程建设内容，团队教师负责含市级等各级教学课题 20 项。

（6）教学论文。发表核心期刊教学论文 16 篇，其中 2 篇分获首届东方医学教育论坛一等奖和二等奖。

4. 创新经验总结

本课程的教学创新可总结如下。

（1）通过多教学模式以及思维可视化-有意义学习方法训练，帮助学生理解抽象概念，强化系统思维，提高自主学习和临床应用能力。

（2）通过重构课程知识体系以及主干加选修课程体系，建立免疫学与各学科间的联系，培养了学生理论联系实际的能力和多学科交叉创新的能力。

（3）通过前沿进展进课堂以及课内外科研项目锻炼，培养学生创新思维和实践能力。

5. 创新经验推广

创新教学成果在全国免疫学大会、全国各大医学院校，以及校级、院级论坛进行课程建设经验分享 50 余场。

创新经验"卓越教学-基于'无缝学习'的教学模式构建与实践"受上海交通大学教学发展中心报道。

连续 5 年主办教学专题国家级继续教育项目（基础与临床免疫整合课程实施与改革研修班），吸引来自清华大学医学院、复旦大学医学院、中国医科大学和同济大学医学院等医学院校的 400 余位教师参加，深获同行肯定和好评。

（陈广洁）

第十章

医学课程设计案例 2：护患沟通学

摘要："护患沟通学"是护理学专业本科必修课。针对学生不自信、难应变和欠共情 3 个主要教学问题，在新医科建设背景下，基于建构主义学习理论指导，重构情景任务型教学内容体系；开发设计思维驱动的情景问题学习法；发展"自主探究-PDL-实践创新"混合式教学模式；打造"彰显温度、知行合一"的课程思政，构筑发展性多元评价体系。实证研究结果表明，学习后学生的护患沟通自我效能感、运用沟通解决临床复杂问题的能力和共情能力均显著改善，结果具有统计学差异；学生职业认同感大幅提升。编写教材和制作慕课被全国 11 所高校和 42 家医院使用，PDL 教学法向全国 10 余所高校推广，主讲教师发表教学论文 9 篇，经验分享 30 余场，学员数千人，创新成果被全国多家媒体报道。

一、课程简介与问题分析

1. 课程简介

沟通能力是医护人员必备的职业核心能力。护患沟通学是以护理学、心理学和伦理学等为基础，研究护患关系对患者健康结局的影响、运用治疗性沟通优化患者的诊疗照护体验、将心理和社会等因素转化为积极手段，推进疾病治疗和健康促进的一门交叉性、应用型学科。

护患沟通学课程是护理学专业本科必修课程，32 学时、2 学分。课程开设在三年级第二学期，是学生从校园学习阶段进入临床实践阶段的重要桥梁课程。课程内容包括护患沟通的理论基础和原理、常规治疗性沟通技术、与特殊患者沟通的技巧、沟通挑战的应对策略、沟通与职业心理健康五大模块。课程采用混合式教学模式，线上与线下比为 1∶3，理论与实践比为 1∶1。

2. 学情分析

从学生的起点水平、学习习惯、能力等开展学情分析，发现以下特点。

（1）学生具有一定的理论基础，但临床经验相对不足。学生已完成医学基础和专业理论课程，并通过医学综合考核；完成临床见习160学时，对临床环境有了初步认识，但面临着护患沟通的困境。

（2）学生的思维活跃，但主动实践意识不强。采用Kolb学习风格量表调查发现，90％的学生是理科生，约70％的学生属于同化或发散型，即喜欢结构性强的理论分析，思维活跃；但主动进取意识偏弱，解决问题能力欠缺。

（3）信息技术能力强，但换位思考能力偏弱。学生为"00"后网生代，接受新事物的能力强，能接受混合式教学；但多为独生子女，自我中心意识强、人际关系网络简单。

3. 痛点问题

（1）学生护患沟通的自我效能感偏低（不自信）。初入临床，学生实战经验缺乏。课程内容相对抽象。例如，认真倾听、换位思考和察言观色等对如何解决实际问题的指导性不强；加之部分患者对实习生有抵制情绪，学生在患者面前底气不足，害怕说错，甚至不敢与患者主动交流。

（2）学生难以融会贯通解决非预设问题（难应变）。学生习惯从课本中找标准答案，解决无章可循的实际临床问题能力不足；课程中情景训练少，学生不善于从实践中反思学习。医学专业化程度高，而患者需求具有高度不确定性，学生无法融合多学科知识，优化解决思路。

（3）学生共情等职业人文素养薄弱（欠共情）。学生从小在呵护中成长，较少关注他人的感受；且医学专业课业繁重，难免侧重生物医学属性，忽略心理社会属性。导致学生面对患者时，只看"病"不看"人"，被患者认为态度冷漠、例行公事。工作得不到认可，影响职业认同感，学生毕业后可能会离开护理行业。

4. 解决问题的思路和方案

课程以建构主义学习理论为指导，从学习环境四要素"情景、协作、会话、意义构建"入手，提出解决上述问题的思路。

（1）重构课程教学内容，将理论知识与临床情景挂钩，建立情景任务型教学内容模块，加强理论对解决实际问题的指导性；以新医科理念，优化课程内容，拓宽学生知识结构。

（2）开发"自主探究-PDL-情景模拟"混合式教学模式。在探究学习中促进知识建构，运用设计思维解决临床沟通问题，并在情景实践中养成迭代思维的终身学习力。

（3）打造"彰显温度、学以致用"课程思政特色，实践"引导感悟-创设情景-躬行实践"三步走策略，有机融入教学全过程，建设有温度的医学课堂。

（4）构筑发展性多元评价体系，建立全过程、多主体、多手段评价机制，重视形成性评价；设计适合我国医疗环境的护患沟通评价量规，实践真实性评价。

二、教学创新举措

1. 教学目标创新：专博相通，知行合一

课程以学生发展为中心，培养具备专业自信、创新思维和人文情怀，既能提供专业医疗照护，又能宽慰心灵疾苦的卓越护理人才。课程教学目标具体包括以下 3 个方面。

（1）专业知识。阐述护患沟通原理和理论、护患沟通策略和作用；分析护患沟通的伦理原则、心理学基础和法律关系。

（2）专业技能。遵循护患沟通循证路径，有效执行常规治疗性沟通任务；运用设计思维，提出并优化解决临床沟通挑战的对策；养成从主动实践中发展迭代思维的终身学习能力。

（3）综合素养。具有医者责任与使命担当；具备人本位的人文关怀意识，提升职业共情素养；坚固职业认同感，具备医者仁心、大爱无疆精神。

2. 教学内容创新：情景驱动，交叉融合

（1）建构情景任务型教学内容体系，促进知识主动建构。课程打破传统概念性知识体系，以情景为驱动，遵循认知规律，设计阶梯式任务型教学内容结构。将原有知识点打碎，筛选、重组，渗透到各任务单元，促进认知深加工（见图 10 - 1）。

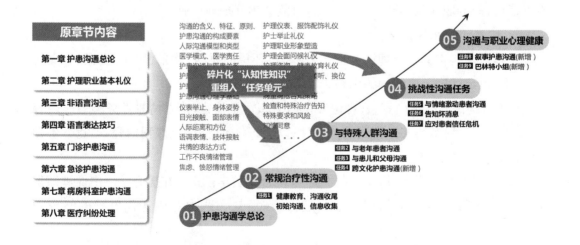

图 10 - 1　情景驱动的任务型教学内容体系

例如：在原章节中，学生难以将"倾听知识点"与具体运用场景建立联系。重组后的新内容体系：将积极倾听状态、倾听与澄清偶合技术、接纳性回应分别归入"信息收集任务"、"老年患者沟通任务"和"解决沟通冲突"3个不同的单元中，学生在完成情景任务的过程中，主动习得倾听知识，并学会有效运用。

基于此，团队自主制作了慕课：通过还原临床真实案例、医院实地取景，拍摄情景驱动式慕课教学视频26讲（见图10-2），学生身临其境，快速进入学习状态；视频教学通过分解沟通步骤和解析沟通策略，促进知识与实践的结合，提高学生在真实情景中应变的能力。建成课程在线题库130题、讨论案例库36则和拓展文献18篇。

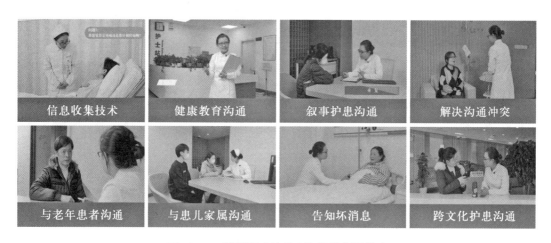

信息收集技术　健康教育沟通　叙事护患沟通　解决沟通冲突

与老年患者沟通　与患儿家属沟通　告知坏消息　跨文化护患沟通

图10-2　情景驱动的护患沟通学慕课节选

（2）医文学科交叉融合，拓宽医学生知识结构广度。课程内容打破学科藩篱，将叙事学、语用学、心理学等人文学科知识注入护患沟通，新增"叙事护患沟通""跨文化护患沟通"和"巴林特小组"等3个教学单元（见图10-2），将医学的生物属性与人文社会属性有机融合，增强医学生人文素养。

（3）接轨学术研究前沿，挖掘交叉学科融合深度。课程引入人工智能领域前沿知识，培养学生运用多学科思维创造性解决临床问题。例如，告知坏消息时需要护士敏锐地识别患者情绪变化。教师分享最新研究成果：情感脑机接口技术，即通过脑电与眼动信号等多模态混合，实现人脸情绪快速解读。

3. 教学方法创新：创设思维驱动的情景问题学习法

针对"难应变"，究其原因是教学环境中结构化答案无法解决真实世界结构不良性问题；针对"欠共情"究其原因是学生欠缺患者思维分析和解决问题能力；针对"不自信"，究其原因是学生缺少沟通实践和反思学习。

创新举措：采用医学教育经典的问题导向学习法中情景呈现和协作探究方法，唤醒学习内驱力，锻炼学生解决复杂问题的能力；引入设计思维训练中共情需求和问题解构的方法,培养学生的职业共情能力;设置情景模拟和复盘环节,鼓励学生主动实践,发展迭代思维。

由此,创设形成设计思维驱动的情景问题学习法(problem-based and design-thinking-driven Learning,PDL)(见图 10 - 3)。

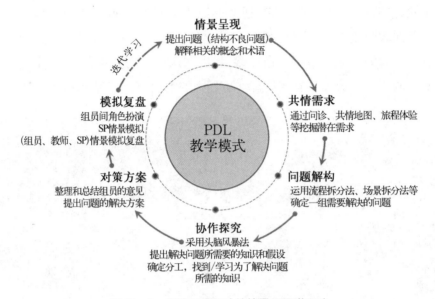

图 10 - 3　设计思维驱动的情景问题学习法

4. 教学活动创新:自主探究- PDL -实践创新混合式教学模式

通过持续优化,课程团队发展形成"自主探究- PDL -实践创新"的线上线下混合式教学模式。

1)课前自主探究:情景代入式体验,促进学生主动学习

学生通过 SPOC 自主学习、视频学习、参与案例讨论、交流互动,教师根据学生在线测试结果,掌握知识掌握情况(见图 10 - 4)。

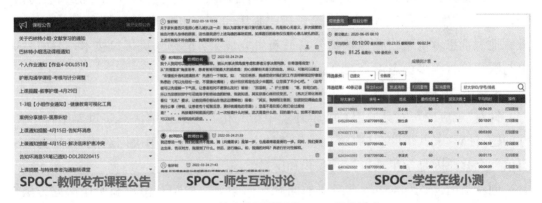

图 10 - 4　护患沟通学课前 SPOC 教学活动

2）PDL 翻转课堂

（1）共情训练。引入设计思维，培养学生职业共情能力。引入设计学"可视化共情训练"，借助移情映射工具，培养学生用患者的思维分析临床沟通问题。例如，学生通过问诊了解患者的需求后绘制共情地图，识别患者个性化健康问题（见图 10-5）。

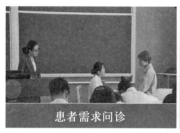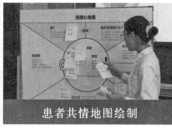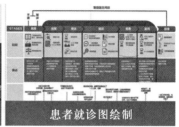

| 患者需求问诊 | 患者共情地图绘制 | 患者就诊图绘制 |

图 10-5　PDL 翻转课堂的共情训练

（2）协作探究。推动思维碰撞，锻炼学生解决问题的能力。建立学习共同体，根据 Kolb 学习风格测试结果进行异质性分组、采用小组捆绑计分，通过团队合作探究、头脑风暴和教师引导，培养学生运用沟通解决临床复杂问题的能力（见图 10-6）。

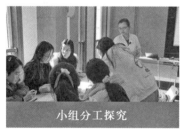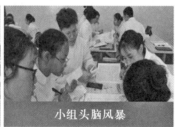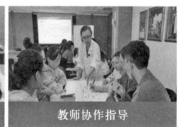

| 小组分工探究 | 小组头脑风暴 | 教师协作指导 |

图 10-6　PDL 翻转课的协作探究学习

（3）模拟复盘。开展容错纠错，促进发展迭代思维。借助高仿真模拟人、虚拟仿真技术等，开展沉浸式体验教学。学生在可重复、可调控的模拟环境下进行沟通情景演练，变被动沟通为主动沟通，提高沟通自信心；模拟后，师生反馈沟通中的不足，及时纠错和总结，促进反思；教师也可通过发现学生的实际问题，调整教学方法（见图 10-7）。

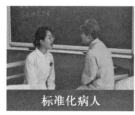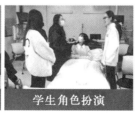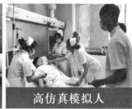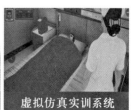

| 标准化病人 | 学生角色扮演 | 高仿真模拟人 | 虚拟仿真实训系统 |

图 10-7　PDL 翻转课堂的多样化情景模拟

3）课后实践创新：鼓励实践拓展，激发科研创新潜力

课后，鼓励学有余力的学生开展科研项目，激发创新潜力。例如，学生实践时，在对前列腺癌患者的健康评估中发现，普遍具有年轻、久坐、白领的共性。在教师指导下，自主设计了一款具备减压、散热和久坐提醒功能的保健坐垫，可有效缓解症状，获得产品专利，并已在多家医院开展临床应用。

5. 评价与反馈创新：多元评价，促进发展

（1）构筑多元评价体系，全面考核综合素质。课程评价包括过程性评价和终末评价。全过程、多手段和多主体，全面考量多维教学目标（见表 10 - 1）。

表 10 - 1　护患沟通学课程评价系统

评价环节	教学模块	评价内容	评价方式	对应目标
课前 15%（线上）	所有模块	SPOC 课后小测	标准评价	知识
	所有模块	SPOC 康奈尔笔记	学生互评	知识
课中 25%	所有模块	课前小测	标准评价	知识
	所有模块	PDL 翻转课堂表现	教师评价、生生互评	能力、思维
课中 30%（线上）	模块一	示教视频知识点标识	教师评价、小组互评	知识、能力
	模块二、三	沟通角色扮演视频	教师评价、小组互评	能力、价值
	模块四	巴林特小组反思	教师评价、生生互评	价值
	模块四	叙事护患沟通笔记	教师评价、生生互评	价值
期末 30%	综合	护患沟通能力	教师评价、SP 评价	能力、思维、价值
拓展 10 分	综合	健康教育工具设计	教师评价、组内互评	能力、思维
	综合	社会实践	组内互评	能力、思维、价值

（2）开展形成性评价，持续优化学习过程。采用形成性评价优化和改进学习过程。例如，设置课前 SPOC 在线小测验，检验学生在线学习效果，教师根据前测结果调整讲课内容；开展情景模拟后复盘，学生通过自我反思、相互反馈和教师引导性反馈，促进学生知识内化，教师可以及时发现学生出现的新问题；布置反思日志作业，学生通过自我审视学习过程，总结收获、发现问题分析原因，形成新的认知。

（3）设计沟通评价量表，提供专业评价工具。如何有效衡量护患沟通能力，是护患沟通教学研究的热点和难点。团队引入国际权威 Calgary-Cambridge 沟通观察评分表，经官方授权，首次修订和验证了适合中国医疗环境的评价量表，为我国护患沟

通教学研究提供了科学评价工具(见表10-2)。

表10-2 护患沟通学课程部分评价表

护患沟通能力观察评分表

评分模块	评分标准及注意事项	分值	评语
开启阶段	问候患者,并自我介绍 尊重患者,表现出对患者的关心 表现专业、自信及适度放松 运用提问技巧(从开放性过渡到封闭性问题) 运用共情向患者提供支持	0~10	
资料收集- 发现疾病 问题	鼓励表达(鼓励、重复、转述和概括等) 适当澄清陈述(合适的封闭式提问) 非语言行为恰当(目光、表情和肢体接触等) 积极倾听(不打断、允许患者思考)	0~20	
资料收集- 发现患病问题	挖掘患者深层想法、顾虑和就医期待 觉察出患者弦外音(如：提问需求、信息超载和意图回避等)	0~20	
健康教育	合理解释(避免贸然建议,避免贸然打断,避免安慰性质的乐观保证) 表达信息清晰(避免信息超载及医学术语) 针对患者,提供个性化疾病解释 * 加分: 使用图表或辅助材料及小册子 确认患者理解并接受解释、讨论支持系统资源	0~20	
沟通收尾	简要概括沟通要点(按逻辑有条理) 讨论下一步安排,达成共识、建立安全网络 核实患者已经同意,并对计划感到满意 鼓励患者讨论任何补充点	0~10	
护患关系	鼓励患者表达(需求、偏好和信仰) 鼓励患者/家属参与到方案的实施中 提供可选方案,共享决策(阐述方案利弊) 引导患者反馈自己对照护方案的考虑	0~10	
过程管理	在工作结束时进行概括 使用标示性语言提示、把握沟通时间 沟通过程具有明显逻辑顺序 组织和控制整个会谈过程	0~10	
总　分		100	

（续　表）

沟通能力观察评分表（标准化患者版）

评分模块	评 分 项 目	分　值	评　语
沟通技能	态度坦率真诚；不隐瞒信息	1～10	
	鼓励你提问，不回避问题	1～10	
	认真倾听，并回应，不贸然打断	1～10	
	主动告知治疗方案，说明原因	1～10	
	讨论可选方案，并尊重你的决定	1～10	
	告知预后和建立安全机制	1～10	
人文精神共情能力	称呼友善；态度亲和	1～10	
	表现尊重平等；不高人一等	1～10	
	感受到被关心；重视我的需求	1～10	
	使用通俗语言，避免专业医学术语	1～10	
总　分		100	

项目作业互评表（组员互评用）

评 分 项 目	不同意	一　般	同　意	很同意	得分/分
TA 不缺席团队讨论，踊跃参与其中	1	2	3	4	
TA 能保质保量完成分配的团队工作	1	2	3	4	
TA 鼓励督促小组成员积极参与合作	1	2	3	4	
TA 提出的意见有建设性、有帮助	1	2	3	4	
TA 在合作中不咄咄逼人、让人不悦	1	2	3	4	

三、课程思政特色

医学本质是对生命的敬畏和对心灵的呵护。教育部《高等学校课程思政建设指导纲要》提出，医学类专业课程要注重加强医德医风教育，注重加强医者仁心教育，教育和引导学生尊重患者，学会沟通，提升综合素养。

"护患沟通学"课程对标教育部课程思政要求，针对学生"欠共情"的痛点，结合课程自身护患沟通主旨和人文特色，形成"担使命、存敬畏、显温度"的核心价值目标。

1. "担使命、存敬畏和显温度"课程思政内容和考核建设

（1）挖掘课程思政素材。围绕课程育人目标，深入挖掘、收集、整理出护患沟通课程中蕴含的思政映射点、思政素材和对应专业知识点（见表 10-3）。

表 10-3　护患沟通学课程思政素材案例

育人理念	思政映射点	思政素材	对应知识点
使命意识	责任担当	国务院关于实施健康中国行动的意见	护患沟通社会意义
	职业认同	与你的第 1001 次初见	老年患者沟通需求
	患者至上	跨越百年梅藤更医生最萌鞠躬礼	医患关系社会发展
人道精神	敬畏生命	南丁格尔奖章获得者叶欣事迹	叙事护理
	医者仁心	95 后护士哄睡新冠病毒感染确诊婴儿	患儿安全需求
	大爱无疆	90 后抗疫护士学习武汉方言	跨文化沟通策略
	伦理道德	临终关怀护士甘做生命最后倾听者	病危告知
职业素养	共情素养	孙思邈《大医精诚》	护患沟通的社会意义
	爱岗敬业	"护理＋X"大创：听障者声觉感知器	有效倾听技术
	慎独精神	张孝骞座右铭"戒、慎、恐、惧"	问诊技术

（2）增设课程思政考核内容。在课程考核指标中，融入价值目标的考量。例如，标准化患者使用的学生沟通评价表中，融入体现人文精神、共情素养等思政元素（见表 10-2）。

2. 实施课程思政"三步走"策略

课程思政实施追求知行合一、学以致用。借鉴"知-信-行模式"经典理论，构建与实施课程思政"引导感悟-创设情景-躬行实践"三步走策略，使护患沟通不仅成为一项职业技能，更成为使命和人性光芒的传递。例如，在"非语言沟通对老年患者心理护理的作用"单元教学中，从以下 3 个方面融入课程思政。

（1）引导感悟。课堂中讲述一位老年骨折患者因术前恐惧、生命体征不稳定而无法实施麻醉的真实案例，在一位护士用肢体语言安慰患者后，手术得以顺利进行，引导学生感悟医者仁心。

（2）情景创设。借助特制装置使学生亲身体验老龄躯体化障碍，并通过角色扮演来体验刻板印象偏见，从而激发学生的共情意识和责任担当。

（3）躬行实践。课后布置导医实践作业，学生在医院中为老年患者提供导医帮助，真正落实医者仁心，提高与老年患者有效沟通的能力，并从患者的肯定中收获职业认同感（见图 10-8）。

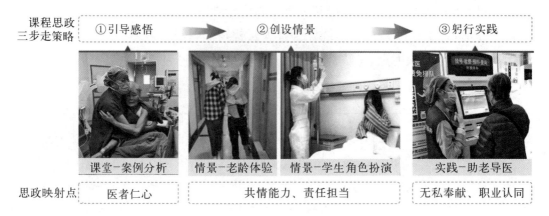

图 10-8　与老年患者沟通课程思政策略

四、信息技术应用

1. 建设在线学习平台，开展混合式教学

课程使用 SPOC 平台发布教学任务、推送教学资源、开展交流讨论、设置在线测试、互评作业。课堂中，借助"纸条范"在线工具，学生随时向教师传递电子纸条，增加课程反馈；情景模拟后，运用"3-2-1"在线工具，结构化反馈学生情景模拟中的表现和建议，促进学生相互反思学习（见图 10-9）。

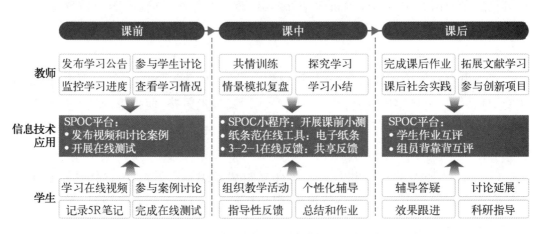

图 10-9　信息技术支持下的护患沟通学课程混合式教学实施图

2. 利用虚拟仿真技术，实现无接触式情景教学

依托学院虚拟仿真实验教学资源项目，建设护患沟通虚拟仿真模块，实现护患沟通软技能与专科护理硬技能整合教学。目前，已建成急性心肌梗死、哮喘等 6 种疾病的虚拟仿真综合实训系统。

学生可以自主切换虚拟场景，练习不同情景下的护患沟通，虚拟仿真系统则根据学生沟通方式，自动生成患者反馈，锻炼学生灵活应变能力；对沟通"不自信"的学生，避免了教师在场的心理压力，提升了学习体验感。

五、教学创新成效与推广

1. 痛点问题解决情况

（1）学生护患沟通自我效能感提升。学生"不自信"问题得以改善。采用"沟通技能自我效能感量表"调研结果显示，课程学习前后，学生的沟通自我效能感显著提升，差异具有统计学意义。

通过对学生教学反馈词频分析可以看出，课前学生表现为极度缺乏自信；经课程学习后，护患沟通意识深入人心，学生愿意主动与患者进行交流（见图10-10）。

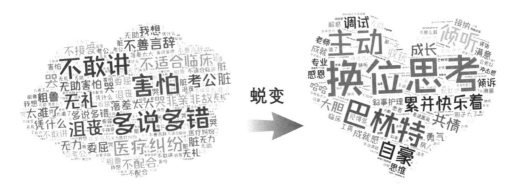

图 10-10 学生课程前后教学反馈词频分析

（2）学生护患沟通能力改善。"难应变"问题得以改善。采用"护患沟通观察评分表"评价学生沟通表现，结果显示，课程后学生处理突发问题的沟通能力较课程前提升了，差异具有统计学意义。

（3）学生共情和关怀意识增强。"欠共情"教学痛点得以改善。采用"Jefferson共情量表"调查结果显示，课程前后，学生共情能力总分、换位思考和采纳他人观点维度得分都得到提升，差异具有统计学意义。

2. 教学创新成效

（1）课程教学评价。课程的教学创新获得师生的高度认可，连续5年评教A等。以下是学生的主观评价（见表10-4），当看到学生（序号3）评语"希望以后也像教师那样，成为一名那么专业又温暖的护士"，教师非常欣慰"身教"对学生潜移默化、润物无声的影响。

表 10 - 4　护患沟通学课程学生评教结果(2021—2022 第 2 学期)

课程名称	序号	学　生　评　语
护患沟通学	1	一直觉得沟通好难学,上了课之后,掌握了好多很实用的沟通理论,感觉自己在临床和患者交流的时候,底气足了很多!
护患沟通学	2	超出预期,实在、实用!
护患沟通学	3	×××老师第一次课历历在目,一身浅灰小套装,案例处理是那么地睿智。我想以后也像教师那样,要成为一名那么专业、那么温暖的护士!
护患沟通学	4	每次上 PDL 都特别惊心动魄,尤其是当自己投票的案例被选中了,就特别期待快点上课,跃跃欲试想试试身手。
护患沟通学	5	我最喜欢情景模拟复盘,教师的点评满满的硬货儿,总能带来很多启发。
护患沟通学	6	×××老师演的慕课太绝了,一边追剧,一边学本领,一直在期待下一集。
护患沟通学	7	我可能是课程收获最大的学生……我现在每次生气前,都先停顿 5 秒,用教师教的共情 5 步法,我发现,我整个人变得温和了……
护患沟通学	8	×××老师教会我用另一种视角看待世界,期待重新元气满满地回到临床。
护患沟通学	9	原来交流沟通也有循证实践,让人信服,教师的课让我看到了护患沟通的专业性和科学性。
护患沟通学	10	×××老师让大家根据不同学习风格分组,脑洞打开,合作非常愉快。

(2)学生职业认同感大幅提升。课程学习后,学生护患沟通自信心、沟通能力提升了,在临床中能较好运用沟通解决患者的难处,得到患者的肯定和感谢,学生的职业认同感和价值感大幅提升(见图 10 - 11)。

(3)学生创新成果服务社会。课程学习后,学生运用创造性思维解决临床问题的能力得到提升。在课后作业中,学生创作了一批生动且专业的科普作品,有多项作品被中国科协"达医晓护"等公众号登载,通过提升公众健康意识,助力健康中国行动。

近年来,课程通过与交叉学科融合,学生交叉创新能力也得到发展。在理工科占据优势的设计竞赛中,护理学生也崭露头角。以 2021 年为例,获得"挑战杯"××省课外学术科技作品竞赛二等奖、××省护理学会创新创业大赛一奖等 9 项奖项。

3. 课程建设成果

(1)教材出版。结合教学内容创新,主讲教师已出版 5 部教材,其中主编 1 部,参编 4 部(见图 10 - 12)。《护理礼仪与人际沟通》被北京大学、哈尔滨医科大学、天津医科大学等 11 所高校选作护患沟通学课程教材。

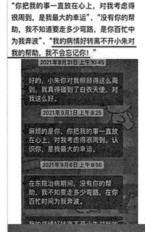
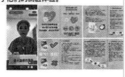

前列腺癌患者感谢短信

感谢信

慢性白血病患者感谢邮件

图 10‑11　学生临床实习期间收到患者感谢信

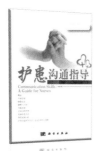
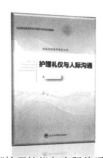
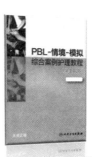
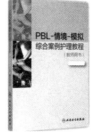
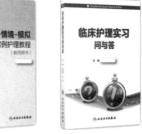

《护患沟通指导》　　《护理礼仪与人际沟通》　《PBL‑情景‑模拟综合案例护理教程》《临床护理实习问与答》
科学出版社　　　北京大学医学出版社　　（教师版/学生版）人民卫生出版社　　人民卫生出版社

图 10‑12　已出版的系列教材

（2）慕课建设。建成"护患沟通学"慕课，在"好大学在线"平台上线，并运行 4 轮，被全国 42 家医院选用。线上课程被认定为校级一流本科课程。

（3）教学获奖。课程创新成果获得省级教学成果奖二等奖，校级奖项包括教学成果一等奖、教学成果二等奖（3 次），PBL 案例大赛英语组一等奖、课程思政案例奖等。

（4）教改项目。结合课程建设内容，主讲教师承担教改项目 3 项，包括 1 项省级教改项目和 2 项校级教改项目。

（5）教学论文。基于课程教学创新成果，主讲教师发表核心期刊教学论文 9 篇（第一作者 6 篇）。其中，《慕课在护理专业课程中的实践与反思》获 2018 年全国医学教育百篇优秀论文二等奖。

4. 创新经验总结

（1）教学内容结合新医科人才培养要求，多学科交叉融合，接轨学术前沿，培养了学生多学科交叉创新能力。

（2）教学方法将可视化共情训练融入问题导向学习法，培养了学生运用同情能力，分析和解决临床问题的能力。

（3）教学过程重视探究学习和沉浸式情景化教学，锻炼了学生解决复杂问题能力和发展迭代思维。

5. 创新经验推广

（1）教研合作。创新教学成果受邀在全国多家兄弟院校进行成果交流分享，课程建设中发展的混合式教学模式已与国内 4 所高校签订合作教研改革项目协议，向 10 余所高校推广使用。

（2）经验分享。常年承担××省护理学会授课讲师，承担国家级继续教育项目——临床护理教学研习班、临床教师医学核心能力提升培训班等课程授课，讲授"MOOC 和 SPOC 在护理教学中的应用"，累计受惠全国学员数千人次。

（3）媒体宣传。课程建设中发展的线上、线下混合式教学模式被《文汇报》和《解放日报》等多家媒体相继报道和转载。

（袁晓玲）

第十一章

医学课程设计案例3：医学实践英语

摘要：随着全球化的进一步发展，医学英语作为一种重要的交流和学习工具，对于当代医疗工作者和医学生的重要性逐渐提高。然而，目前医学英语课程教学面临内容枯燥、脱离实践，学生"听、说、读、写"水平培养不均衡，对学生专业水平、综合素质提升有限等诸多问题。此外，传统医学英语教学常忽视了医学作为一门人文科学所必需的思政教育。

本课程"医学实践英语"以 AI 智慧课堂现代化信息教学为载体，融入丰富的线上、线下结合的教学模式，聚焦于实践应用，通过临床场景模拟、专业论文写作、团队科普小视频录制等活动，加强医学英语"听、说、读、写"全方位实践能力。在此基础上，通过历史、文化、医学时事和科研进展等内容，融入思政教育。在专业能力和综合素质提高的同时，培养学生医学人文情怀和高阶情感价值追求。引入"学生自评、生生互评、教师点评"的多元化评价模式，构建基于 BOPPPS 教学模式的"课前预习-课中参与-课后反馈"的全过程评价体系，营造良好的学习氛围，促进教师和学生共同提高及课程本身的完善。

课程教学设计、教学内容、课堂教学实录和思政教育等荣获多项教学奖项，具有很高的辐射应用价值，已在上海市医药卫生发展基金会、上海卫生行业职业技能培训中心、上海国际医学中心等多平台和企业进行授课和推广，得到了广泛的好评。

一、课程简介与问题分析

1. 课程简介

"医学实践英语"是面向医学专业本科生和医学长学制专业学生本科阶段的选修课程，旨在利用网络、多媒体等多种现代化教学手段，通过历史、文化、医学时事和科学前沿等为载体，讲授医学英语的专业知识，提高医学专业本科生医学英语的实践能力和综合素质。

课程每个春季开设一次,分 8 次授课,每次 4 学时,最后一次考试 2 学时,共计 34 学时、2 学分。课程已经在申请人所在学校开设了 5 个学年,受到医学专业学生的广泛好评。

随着全球化的进一步发展以及我国进一步走向世界的需求,医学英语作为一种重要的交流和学习工具,对于当代医务工作者和医学生的重要性日益显著。

在临床方面,海外临床进修、参观计划给了临床医生和医学生走出国门的机会,如何与海外同行充分沟通交流、学习知识、提高能力、收获友谊,医学英语的实践能力是必须迈过的一道坎。同时,随着我国改革开放的进一步深入,据《中国国际移民报告(2015)》显示,在"最吸引外籍人士居住的国家或地区"排名中,中国总体排名位列第三,来华外国人口逐渐增加,对具备医学英语能力的医疗工作者的需求也逐渐增大。

在科研方面,90％以上的医学最新研究成果是以英文形式发表的,医学实践英语能力可以有效地帮助临床医生和医学生高效、快速、准确地提高自己的专业能力,更好地为中国患者服务。随着我国经济水平和科研水平的进一步提高,生物医学领域的创新科研成果不断增加,如何更好地让来自中国的医学经验造福全球的患者是当代医务工作者和医学生面临的机遇和挑战。

无论是临床工作,还是医学科学研究,基于全球医学领域合作、交流的医学发展是人类命运共同体的重要组成部分,医学实践英语能力是当代中国医学生必备的工具包和能力集。

2. 痛点问题

(1)内容枯燥,专业程度高,学生普遍存在畏难情绪,死记硬背现象普遍。在医学英语的教学过程中,许多调查显示,尽管大多数人(90％以上)能够意识到医学英语的重要性,但由于其专业性太强,内容枯燥,学生学习兴趣普遍较低。调查显示仅有少部分(17.5％)学生认为学习医学英语是由于自身的兴趣,大多数学生只是将其当做一门不得不学的课程而被动地学习。同时,医学英语的特点是有大量的专业词汇及复杂的词根、词缀。目前,绝大多数医学英语教学相关课程,主要是给学生词根、词缀进行课堂解释和课后记忆练习。调查显示,70.8％的学生认为这种课程学习单调,效率不高,死记硬背现象普遍。

医学英语教学如何以学生为中心,设置交互性更强的课堂教学活动,增加课程趣味性,调动学生积极性,同时给出合理有效的记忆方式和手段帮助学生记忆大量的词根和词缀是改革的重点之一。

(2)学生之间英语基础差别较大,课堂教学与医学实践脱节,"听、说、读、写"能力短板明显,综合实践能力欠缺。医学英语教学传统课堂采用单调的讲课模式,让学生枯燥地记忆词汇,阅读相关教材的传统文章,会导致两大问题:一是学生之间英语基础差别大,一堂课程以教师为主进行教学,导致学生难以获得针对性的锻炼;二是程度较好的学生学习收获不大,程度较差的学生难以跟上教学进度。

此外,多项调查研究显示,当前中国学生的医学英语乃至整个英语学习的明显特征是擅长阅读、写作,但听力和口语交流能力相对偏弱,能力短板明显。新时期的医学英语教学应更强调学习者的语言应用能力。医学英语作为一门专业英语,其课程设置的目的是让学生拥有专业"听、说、读、写"的综合实践能力。

(3) 医学英语常孤立于专业知识之外,对于临床、科研的促进和综合能力的提升作用有限,甚至学生因花费时间精力过多而起到相反的作用。传统的英语教学中,单纯的词汇讲解和教师主导的文章阅读,难以让学生上手,导致实践能力匮乏。同时,传统教学忽略了对于医学时事、科研进展乃至医学人文的跟进,导致授课内容往往脱离实践,许多学生反馈医学英语传统课程对临床和科研的帮助有限。

医学学科由于其特殊性,其专业实践方面意味着两个方面:科学性和人文性。《中国医学人文杂志》的相关论文曾指出,医学既是一门博深的科学,又是一门伟大的人文艺术。通俗来讲,医学首先是科学的,实践应用如专业论文写作、翻译、专业研讨等,需要严谨、专业的科学意识和紧跟前沿进展、不断更新科学观念;同时,医学比其他学科更加复杂的是临床实践,强调人与人之间的关怀与沟通,注重医患伦理和人文情感。

除此之外,新时代的教学课程要求重视学生综合素质的提高,包括自主学习能力、团队协作能力和意识、新媒体应用和使用能力等,传统的医学英语课堂讲授无法满足这些需求。

二、教学创新举措

1. 教学理念

让学生在趣味和文化中学习,在实践和应用中提高,在互动和交流中收获,让医学英语内化为学生的能力集和工具箱,促进医学生临床和科研能力的综合素质提升,更好地为患者服务,为"讲中国的医学故事,发中国的医学声音"奠定扎实的基础。

2. 教学目标

(1) 知识积累,学术提高。医学英语的教学无论如何改革发展,最根本的仍然是掌握医学英语专业知识,提高医学英语学术能力。

(2) 实践锻炼,能力培养。医学英语作为伴随医学生整个职业生涯的重要基础工具,系统培养"听、说、读、写"综合实践能力,培养学生医学英语的自主学习能力。

(3)价值引领,视野开阔。医学英语教学融合科学素养和人文情怀的培养,拓展医学生的现代化国际视野。

3. 教学内容

(1)纳入文化、历史元素,讲解医学英语的发展,提高学生的学习兴趣。本课程聚焦医学英语词汇复杂、记忆困难的痛点,通过讲述医学英语的发展历史,结合故事情节和趣味漫画,分析词根、词缀的由来,帮助学生对许多医学英语单词有立体的认知,从而掌握医学英语的相应特征和学习方式,提高学习的兴趣。

结合人体解剖、系统分类、生物学多层次以及临床应用场景等多个维度和广度对词根、词缀进行分组分类,让学生对相关的词根、词缀有感性的认识,而不是冰冷的医学单词。同时,也方便学生对形似而意义不同的单词有更好的对比,加强学生对专业知识的学习。

(2)结合医学时事,引入热点新闻,提高学生医学英语"读、听"的实践能力,引导学生关注国计民生。课程结合医学时事,融入最新的医学新闻阅读、观看,在了解医学时事过程中学习医学英语,同时提高学生的医学英语"读、听"的实践能力。课前布置课前预习资料,学生进行预习,尽可能缩小不同英语水平学生之间的差距,让基础稍弱的学生有充分的时间熟悉、了解相关内容。同时,通过鼓励学生自主学习、了解医学时事新闻,引导学生不仅在课堂中学习医学英语,在课堂下也能自主学习,不断提高医学英语学习技巧和实践能力。

(3)聚焦医学科技进展,丰富阅读和研究内容,提高学生医学英语"写、说"的实践能力。针对医学英语要求的"写、说"实践能力,结合医学全球科学进展的特点,以最新的科研成果为基础,讲授科研写作技巧。同时给定主题要求学生进行模拟写作,培养学生的写作能力以及专业、科学、严谨的意识。

同时,针对感兴趣的医学科普话题,以团队形式录制科普小视频,鼓励学生多"开口说英语",在录制过程中鼓励学生克服"说英语"的恐惧感。同时,团队协作录制过程中,引导培养学生的团队协作能力和新时代媒体剪辑、后期制作等多维度能力,达到综合提高学生素质的要求。

(4)结合医患沟通技巧,在医学英语的实践中,引导学生换位思考和提升人文关怀。采用生本教育,在保证专业知识讲授完全的基础上,尽可能把时间交给学生,进行以学为本的教育。根据课程大纲的要求,将多数医学英语专业词汇分入不同的医学案例当中。将学生分组后分别模拟"医患"双方,在模拟特定的临床场景中,融入人文关怀的思政教育理念,引导学生换位思考,帮助学生提升人文素养。

教师和学生作为评委,可以从第三方角度评价"患者"的提问以及"医生"的回答是否有理有据,逻辑是否清楚并且便于理解。让所有学生参与进来,共同交流、共同提高。

4. 教学活动与方法

1) 丰富内容,多元教学

利用 AI 智慧课堂在线智能教育平台和微信等现代化信息、教学手段,实现"课前-课中-课后"一体的,以教学目标为导向、以学生为中心的 BOPPPS 教学模式。

(1) 导言(bridge-in)。课前上传相关教学资料等,实现课前阅读资料的自主学习探索。并在开始上课时,使用图片或小视频引起学生的兴趣。

(2) 学习目标(objective/outcome)。明确课程的重点和难点,让学生清楚地知道课程的学习目标。

(3) 前测(pre-assessment)。对于课前预习的知识,进行小测验,调动学习积极性。

(4) 参与式学习(participatory learning)。课中结合丰富的历史、文化、医学时事、科技前沿等知识,丰富教学内容。同时,设置多种形式的师生互动和生生互动环节。

(5) 后测(post-assessment)。设置课程学习内容小测验,巩固学习成果,并计入平时成绩。

(6) 总结(summary)。最后对全部内容进行总结,布置课后作业,并对下一次课程进行预告。

本课程进行课程实时录制,构建线上课程(本课程已入选学院在线精品课程培育项目,开始在线课程建设),方便学生课后巩固已有的学习成果,并让更多的学生可以通过线上课程,掌握医学实践英语课程。

同时,根据教育心理学,科学重复和图片辅助有助记忆力增强。课程结合医学多层次、多维度的特点,根据多维度重复教学加强记忆的方式,从人体解剖、系统分类、生物学多层次以及临床应用场景等多个维度和广度对词根、词缀进行分组和分类教学,在不同的层次予以重复,同时引入医学图像,帮助学生记忆。

2) 自主学习,实践提高

以学生为中心,引导学生发挥自主能动性。课前充分准备相关材料,鼓励学生自主预习。在课堂中鼓励学生参与课堂,包括写作、翻译练习,医患沟通模拟课堂等,课后引导学生分组完成创新性作业,如科普小视频录制等。以多个角度提高学生自主学习能力和综合实践能力。

同时,建立课程微信群,方便学生进行医学英语相关文化、历史、医学时事、科学前沿等资料的实时分享与批判性讨论学习。并在线连线海外医生,利用现代信息通信的便利性,集中学生的问题和他们进行一些交流和了解。以线上、线下双管齐下的方式,在实践交流中丰富认知,拓展学生的国际化视野。

3) 思政引领,情感塑造

模拟课堂中构建相对真实的临床场景,以小组为单位由学生分别扮演医生和患者。在特定的临床场景中,扮演患者的学生,准备临床相关疾病的主诉、病史等资料,并结合自己的科学文献查阅,构思"患者"对该疾病的问题,目的是"难倒"医生。而医生也需要结合自己查阅的资料和对该疾病的了解,去回答患者的关心和疑虑,"答疑解惑",同时体现人文关怀。

在此过程中,一方面提高学生的自学、资料收集能力,另一方面引导学生在模拟过程中感受医学这门学科所要求的科学素养和人文情怀。同时鼓励同学相互点评,教师引入相应医患沟通、医患矛盾等实际案例进行分析,全方位塑造未来医生的高级人文情感和价值观。

4) 多维评价,持续改进

本课程构建多维度评级系统,通过同学自评、同学互评和教师点评等多个模式全面评估学生知识掌握能力、实践应用能力以及医学人文意识。

同时,结合教育心理学的"人际期望效应"和"反馈效应"等方法,鼓励学生全程互动,持续进步。在课堂中对课前预习进行测验以及进行课中小练习,通过扫描二维码的方式,进行限时答题、随机点答等多种模式,保证学生课堂测验参与积极性和增强自我意识。同时,进行当场评分,自动记录每位学生的得分并通过统计图展示,可以及时评价与反馈学生的学习效果,通过竞争模式鼓励学生积极参与和进步。

5. 教学评价

以在线智能教育平台为载体,自动生成个人自评-同学互评-教师点评的多角度评分系统,形成激发学习动力和专业志趣为着力点的形式多样、循序渐进的过程型评价制度。其中,课堂出勤占10%,课堂小测和课堂活动参与占10%,英文小综述占20%,团队科普小视频占20%,医患场景模拟占20%,期末考试占20%(见表11-1)。

表 11-1　评分说明

成绩组成	比例	评判人	具　体　描　述
课堂出勤	10%	AI智慧课堂	AI智慧课堂完成每节课签到后自动完成统计打分
课堂小测验和课堂活动	10%	AI智慧课堂/教师	客观题目由课堂在线发布,包括语法词汇选择、阅读理解、应用分析等,学生在规定时间完成,平台自动打分。巩固记忆,加强词根、词缀等专业知识识记、应用

（续　表）

成绩组成	比例	评判人	具 体 描 述
英文小综述	20%	教师/同学	学生根据本方向专业知识和课堂讲授技巧自主完成小综述撰写,此后进行教师打分和同学互评。在此基础上,提高学生医学英语"读、写"实践能力以及自主学习、文献收集等全方位能力
科普小视频	20%	教师/同学	学生课后分组,根据各自方向制作科普小视后,进行教师打分和同学互评。在此基础上,提高学生医学英语"听、说"实践能力以及自主学习、视频制作、团队协作等全方位能力
医患模拟	20%	教师/自评/同学	学生进行课堂医患模拟演习,以小组为单位由学生分别扮成医生、患者。在过程中,教师点评,学生互相评价以及最终进行自我评价。在此基础上,培养、考查学生的人文意识,提高学生文献收集、自主学习、团队协作等全方位能力和医学英语实践能力
期末考试	20%	教师	以卷面分数为准,包括选择(30%)、填空(10%)、翻译(20%)、阅读理解(20%)和作文(20%)

（1）课前预习＋课中参与＋课后反馈的全过程评价体系。以课前预习为基础,包括医学时事报道、新闻视频节选等。此后,通过课前预习效果评估的开课小练习,可以督促学生重视课前自学,培养学生自学能力,尤其是"读、听"能力的学习。课中培养学生的学习能力,在以学生为中心的趣味教学过程中,对课堂讲授、课中讨论进行以教师点评、同学互评等多元化评价手段,增加考核的公平性和全面性。在课后进行练习评分,结合教育心理学记忆曲线,帮助学生巩固所学知识,加强记忆。

（2）基于不同学生专业方向的个性化医学英语应用评价：专业知识小论文的撰写＋5 分钟科普医学英语小视频的录制。在专业内容教学如翻译、演讲等教学中,课程结合实例,模拟一个主题,让学生主动进行英文学术论文写作以及 5 分钟科普医学英语小视频录制,在此基础上进行同学互评和教师专业点评,采用反馈循环,提高学生"写、说"能力。

生本教育要求"先做后学,先学后教,少教多学,以学定教"。每一个参加该课程的学生都具有良好的英语基础,因此先让学生"做",先去自由发挥。此后,根据学生的不同情况和问题,"以学定教"。通过这种方式,能够最充分地利用时间,有针对性地解决每个学生在医学英语写作、翻译等方面的问题。

（3）以小组为单位的临床场景模拟医学英语实践的综合评价模式。本课程结合思政教育要求,创新性引入临床"患者评价体系"作为考核模式,在临床中,对医生的评价很大程度上是患者对于医生的满意程度,包括患者的问题是否解决等,而这一要求并不仅仅要求医生掌握严谨的科学知识,也包括具备人文沟通的技巧。通过构建临床真实场景,一方面鼓励学生自主学习,提高学生的自主学习能力和团队合作能力;另一方面,在自评、互评等过程中,让"患者"评价"医生",不仅可以评价学生真实的医学英语专业知识的掌握和应用能力,也可以评估人文素养,更有助于促进学生在医学人文等方面的重视与思考。

同时,每一个场景没有正式参与的学生,都作为旁观者和生生互评的考官,旁观学生也有在每个案例中提问的权利和义务。因此,每个学生都会主动参与相关医学英语专业知识收集的过程,并且结合自己的思考。这样,对于医学英语相关专业知识的思考和理解就有了不同的见解和看法,在交流和对答的思维碰撞过程中,可以让每个学生注意到之前一个人难以注意到的问题,甚至有一些问题是教师也难以在第一时间想到的,这个过程有助于医学英语专业知识的学习和理解以及对医学人文更深入的思考。在此基础上,通过团队协作、资料收集等综合提高学生在各方面的能力,如团队合作意识、自主学习能力等。

三、基于实证的教学效果分析

1. 贯穿课程前-中-后的学生感受度、兴趣调研与分析

学生对于医学英语的重要性有普遍共识,通过课程的学习,对于医学实践英语的兴趣显著提高。在课程前进行学生兴趣调研和分析,了解学生需求后再对课程进行设计;在课程中期进一步调研,根据学生课后反馈对课程进行调整;在课程后进行调研,根据学生对本期所有课程的反馈进行总结反思,为更好地改进下一次课程提供参考,符合持续改进的要求(见图 11 - 1)。

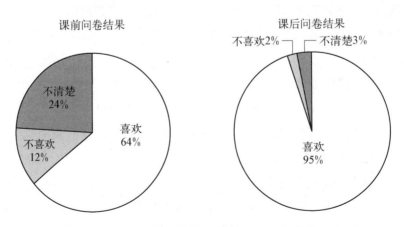

图 11 - 1 课前课后学生对医学英语喜欢与否调查结果

从统计结果可以看到，本课程结束后学生对医学英语的接受程度和兴趣程度显著提高，并且部分学生萌发了未来进一步出国交流学习的愿望（见表 11-2）。

表 11-2 课前-课中-课后医学英语学习动力（多选，%）

比较项	职业发展需要	获得学校规定的学分	个人兴趣	出国需求
课前	70	84	10	14
课中	94	92	54	14
课后	96	90	76	24

2. 学生自评医学实践英语能力改变的问卷调查

本课程着眼于以学生为中心，不仅对学生兴趣点和课程感受进行课程设计，也着重于学生医学英语实践"听、说、读、写"全面能力的提升。课前、课后让学生自主对自己医学实践英语能力进行改变评分。根据教育心理学知识，一方面，让学生自主察觉课程收获，提高医学英语学习的成就感；另一方面，帮助课程寻找薄弱点进行加强和补充。总体上，医学英语专业应用能力和医学素养均在本门课中得到显著提高（见表 11-3）。

表 11-3 课前课后学生各项能力自评分对比（满分 100 分）

比 较 项	课前均分	课后均分	提 升
1. 医学英语词根、词缀掌握	72.8	88.7	15.9
2. 医学英语论文写作能力	71.1	86.3	15.2
3. 医学英语阅读翻译能力	76.4	91.2	14.8
4. 医学英语时事听力	73.2	87.1	13.9
5. 医学英语演讲能力	68.3	82.7	14.4
6. 能用医学英语与患者交流，解决患者问题	64.8	80.3	15.5
7. 能用医学英语进行同行临床交流	71.5	85.4	13.9

3. 基于"学生感受反馈"的医学实践英语能力集提升和课程价值评估

在课后，对学生进行随机选择，就相关学习内容的感受进行座谈，学生反馈医学实践英语能力提升和相关素养提高，总结如表 11-4 所示。

（1）文化素养提升。融入思政元素，提升关于医学作为一门人文学科的人文情怀和特点。

（2）基本能力增加。注重医学英语专业知识的学习，培养医学英语实践能力，塑造学生敏锐的国际视野，加强学生的自主学习能力和团队协作能力。

（3）科研、临床潜力挖掘，形成学生各自专业领域的创新能力。培养学生自主学习能力，同时加强学生对医学作为一门科学的专业严谨的科研思维认知以及医患沟通的人文技巧和情感价值的养成。

表 11‑4　课后学生评教节选

姓　名	学　号	评　价
李××	1207×××0482	一直觉得医学英语难学，上了王老师的课之后感觉掌握有关学医学英语的单词变得容易学了很多！很棒的一门课！
任××	0187×××0512	王老师的课让我受益匪浅，除了学到了很多新的知识，还提高了自己的学习能力。比如，学会利用联想去记忆容易混淆的单词，利用知识背后的历史故事去加深印象。期待下一节课！
王　×	0187×××0503	王老师的课彻底激发了大家对医学英语课的兴趣，本来以为是一场词根、词缀的死记硬背，结果是图文并茂、妙趣横生。强烈建议王老师在 B 站开网课，让更多的医学生投身于对英语的热情中去！
热汗姑丽·×××	1207×××0483	王老师通过词根、词缀，简化了复杂的单词，提高了记忆效率，提高了对医学英语的兴趣。老师上课举的例子，特别生动形象。在课堂中做练习，提高了对相关知识的掌握率。
顾××	31×××9023	王智超老师的英语实践教学课程让我感受颇深，受益匪浅。不仅高效率地提高了我的医学英语词汇量，更让我感觉到学习医学英语是件轻松有趣的事。
魏××	31×××9093	王老师的医学英语课程让我收获很大，发现医学英语的学习不止在课堂当中，而是让我看到了更广阔的世界，同时感觉医学英语学习是一件有趣的事情。

四、课程创新经验总结及课程推广实践现状

1. 课程创新经验总结

针对医学英语教学内容枯燥，专业程度高，学生普遍存在畏难情绪，死记硬背现象明显的痛点。本课程通过历史、人文、医学时事和科学进展来学习医学英语，可以提高学生的学习兴趣，减弱死记硬背感和畏难情绪，让医学英语更贴近实际、达到学以致用、综合发展的目的。

针对学生之间英语基础差别大，传统医学英语课堂教学与医学实践脱节的痛点，本课程通过智慧课堂、微信交流群等现代化信息手段，可以实现"课前-课中-课后"的全流程参与，实现对于学生学习状况的全面、实时了解与反馈，增加与学生的互动，调动学生的主动性和积极性。

针对学生"听、说、读、写"能力不均衡，传统医学英语教学对科研、临床提升作用有限，综合素质培养不足的痛点，本课程通过医患沟通模拟课堂、专业论文小综述写作、医学科普小视频制作，可以将医学的人文情怀与专业知识的学习有机结合，让医学英语不仅是专业学习的课程，也是提高思政水平和人文素养的舞台，全面提升学生的交流沟通、团队合作等综合素质。

2. 课程建设获奖情况

课程的内容设计获得所在医学院"课程设计优秀奖"，在课程中使用的思政素材获得所在医学院"十佳思政素材"荣誉，课程的授课视频获得医学院"优秀授课视频提名奖"。

3. 授课教师获得的其他获奖

本课程教师在获得国内知名医学院校博士学位后，赴美国进一步攻读，获得美国约翰斯·霍普金斯大学 Bloomberg 公共卫生学院 MPH 学位，并获校长奖学金。回国后讲授本门课程已有 5 年，获得了选课学生的广泛好评。授课教师于 2019 年和 2020 年两次获得所在医学院青年教师教学比赛外文组的二等奖。

授课教师因医疗、教学、科研等综合成绩，荣获上海市委组织部"上海市青年拔尖人才"、上海市科委"青年科技启明星"、上海市教委"晨光计划"等多项人才计划及荣誉称号，积极助推科研反哺教学。

4. 本课程的推广现状

上海市医药卫生发展基金会及上海卫生行业职业技能培训中心邀请本课程主讲教师作为青年医学人才外语强化培训班讲师，讲授医学英语相关系列课程，系统提高入选上海市卫健委"医苑新星"人才计划的优秀青年临床医师的医学英语实践能力。

本课程主讲教师受邀上海市医学园区、上海国际医学中心等多家企业和机构，开展员工医学英语的培训十余场次，获得广泛的好评。

（王智超）

第十二章 医学课程设计案例4：生殖系统(临床)

摘要："生殖系统(临床)"课程是交大医学院临床医学的主干课程之一。该课程通过制度建设、课程思政素材库建设、网络平台建设、教材建设以及改进课程评价体系等途径,将医学人文、职业精神、医者大爱作为课程思政的落脚点,将"育人"融入每一个创新教学方法,贯穿临床教学的各个环节,体现课程的深度、广度与温度。

一、课程思政建设总体设计

习近平总书记在 2016 年全国卫生与健康大会上提出"要把人民健康放在优先发展的战略地位",对"健康中国"建设做出全面部署。医学是一门充满人文与大爱精神的学科,培养守护人民健康的卓越医学人才是医学院校所有教师的光荣使命与责任。本课程严格贯彻《高等学校课程思政建设指导纲要》,在教学中加强医德医风教育,着力培养学生"敬佑生命、救死扶伤、甘于奉献、大爱无疆"的医者精神。将医学人文、职业精神、医者大爱作为课程思政的落脚点,体现课程的深度、广度与温度。结合上海交通大学及医学院的人才培养理念,倡导以"爱"为纽带的思政教育。

(1) 坚持"生命至上,人民健康至上"的信念,具备过硬的心理素质和职业道德,以及良好的医患沟通技巧、医学人文素养、团队协作能力及科学探究能力。

(2) 以器官系统整合教学理念全面传授生殖系统相关基础理论及常见疾病诊治等专业知识与技能,理解生殖系统与人的整体密不可分。

(3) 充分利用新媒体平台与手段,将学科最新进展与最新成果融入教学中,培养学生爱国的科学精神,具备国际视野及终身学习能力。

(4) 通过介绍名医大家的生平事迹等方式,在课程中融入立德树人理念和课程思政元素,培养有医术、有灵魂和有温度的献身祖国医学事业的卓越医学创新人才。

二、课程思政教学实践情况

1. 建立系统的教师思政教育教学能力的培训制度和课程思政特聘专家制度

聘请医学大家和典型先进人物作为课程思政特聘专家,参与本课程的教学设计、课程督导及考核评价,并开展相关主题讲座。开展典型经验交流、现场教学观摩活动,建立课程思政集体教研制度,开展"课程思政优秀教师评选"活动,有计划地安排骨干教师参加各类思政教育培训班,着力打造一支具备"课程思政理念"的高水平教师队伍。

2. 明确和细化教学各环节思政教育要求

在基于OBE理念的教学大纲框架下,将"课程思政"教学要求落实在每一章节中;将相关病例、医学发展史和医学大家的介绍适时安排在各种形式授课中;在课件中设计课程思政教育的提炼和总结;借助生动的优秀纪录片《人世间》和《健康中国》等视频资料与学生展开互动,课后积极听取学生反馈,以改进教学方法,切实提升课程思政教学内涵。

3. 将课程思政建设贯穿在临床实践教学中,体现"生命至上、人民健康至上"理念

医学是一门实践性很强的学科,临床见、实习教学阶段是培养大爱精神的重要环节。在病床边、诊室中,让学生明白医者仁心必须体现在临床细节中,强调患者隐私保护的重要性;在手术台旁,教授学生懂得每一个医疗决策的制订,都需站在患者的立场考虑,而非机械依赖"教科书",个体化、人性化的诊疗方案才是最合适的;在教学查房、小讲课中,展示医患沟通技巧,融入人文素养;安排学生参加家属谈话和医德医风讲评活动,学习如何建立和谐良性互动的医患关系,本着一切从保障人民健康出发的根本理念,落实落细实践教学。

4. 开展以突出思政理念为特点的"医学人文职业精神等PBL教学",并同步开展"妇产科学中的人文素养及医患沟通技巧"理论课

利用"PBL"这一以学生为中心的小组讨论教学模式,让思政教育方式更灵活、学生参与感更强,在学生主动探索和讨论中明辨是非,树立正确的人生观和价值观。由团队首席领衔开设"妇产科学中的人文素养及医患沟通技巧"理论课,通过社会上的热点事件和临床中的真实案例让医学生在学做医生之前,先学会做"人"。

5. 建设与本课程配套的"课程思政素材库"

开展"优秀课程思政素材评比大赛",鼓励更多的临床医生结合教学内容,收集并创作思政素材,经过专家评选并予以表彰和宣传,最终所有优秀素材经汇总整理后形成素材库,供全体教师使用。

6. 加强网络平台建设

基于团队已建设的国家一流本科课程网络平台,结合"高校思想政治理论课程网站",优化网站栏目设置,增加"课程思政建设"板块,涵盖各种相关文件、名医大家的生平事迹、社会热点的剖析解读、优秀医学纪录片的介绍和链接等,开辟思政教育的另一新型主阵地。

7. 创办"青年医师医学人文读书会",用文化传递温度,增加育人厚度

面向所有实习及住院医师,至今已开展50余期读书会。由青年医师轮流自选一本医学人文相关书籍与大家分享,也可以是一部电影或纪录片,分享内容涵盖创作背景、内容简介、精彩片段分享和临床体会等,在鉴赏文学与美学的过程中,把医学人文理念传递给每一位青年医师。每期读书会后,教研室还会赠送一本精心挑选的书给分享者。

8. 将育人理念根植于教材建设

教材是医学教育的重要载体之一,在国内医学教育模式中起着举足轻重的作用。在近十年的教材建设中,本团队主编或副主编了包括理论、英语、PBL、技能和器官系统整合在内的多部国家级规划教材,这其中无一例外地都将"育人"理念根植于字里行间,无论是问诊体检、制订治疗方案,还是医学新技术的发展与应用,都体现了科学精神与医者仁心。

三、课程评价与成效

在课程考核评价中突出对学生课程思政考核的要求,包括:① 在理论知识考核中,必须体现诊治决策中以患者为中心的考核;在实践能力考核中,如采集病史、技能操作等考核,须包含人文关爱内容;在 PBL、CBL 等小组讨论课中,增加"医患沟通及医学人文"等评分项;鼓励学生参与"课程思政素材"撰写。

另外,本课程对授课教师进行突出"课程思政"的教育教学效果评价:由课程思政特聘专家对教案中的课程思政要素审核;现场督导,对授课中的课程思政内容进行评价;进行课程思政专项的"学生评价"和"教师自我评价";将教师参与课程思政相关素材创作、师资培训、课题及论文、获奖等,都列入考评结果,考核不合格者,将不得担任下一学期的授课任务。

总体目标:通过课程建设,有效提升医学生的职业荣誉感和使命感,成为一名具有家国情怀的医生。

具体成效包括:

(1) 具有课程思政理念和教学"点"的课程大纲和考评体系,且具备可推广价值。

（2）具有示范引领作用的课程思政素材库及医学人文 PBL 教学案例库优秀素材，并将建设经验在国内同行中分享。

（3）具备一支大师引领的具有课程思政教学理念的优秀师资队伍。

（4）建立具有影响力的课程思政和专业知识相结合的课程网站平台。

四、课程特色与创新

1. 坚持以"爱"为纽带的思政教育

通过创新举措提升教学内涵：教师思政培训方式逐渐多样化、立体化；修订"基于 OBE 理念和明确思政教学目标"的教学大纲；增设"妇产科学中的人文素养及医患沟通技巧"理论课；建设与本课程配套的课程思政素材库；在课程网站上增加"课程思政"模块。

2. 将课程思政教育贯穿在临床教学中的每个环节

医生办公室、病床边、诊室中、手术台旁都是课程思政的教学阵地，教学查房、小讲课、家属谈话都是课程思政的教学载体，邀请学生参加医德医风讲评，时刻谨记"生命至上，人民健康至上"。

3. 开展以突出思政理念为特点的"医学人文 PBL 教学"

这是一种基于 PBL 理念的创新教学模式，让思政教育的方式更灵活、学生参与感更强。例如，通过一个"家庭条件欠佳、尚未生育的宫颈癌患者"案例，学生分组讨论，提出问题——接诊时问诊、体检应注意哪些人文内容？制订治疗方案时应如何体现医生的温度？妇科恶性肿瘤保留生育功能的术式是如何演变产生的？如何对患者进行术后宣教？如何向全社会宣教预防宫颈癌的策略？通过这种层层递进式的"提出问题-解决问题-再提出-再解决"的方式，既巩固了临床理论知识，又在不断思考中提升临床思维能力和医学人文素养，颇受临床师生欢迎，已建设有"医学人文 PBL 案例素材库"，纳入案例 30 余篇。

五、课程建设计划

课程将通过师资培训、突出课程思政教育教学效果的考评等方式，进一步打造具备课程思政理念的高水平师资队伍；建立健全课程思政建设质量评价体系和激励机制，进一步建设与本课程配套的课程思政素材库及医学人文 PBL 案例库。在国家一流课程基础上，将本课程打造为一门在国内具有影响力的医学专业课程思政示范课程，引领医学院校专业课程思政建设。

　　需要进一步解决的问题：如何落实对临床教师的思政考评制度？教师在繁忙的临床工作中如何高效完成课程思政能力的培训与提升？主要改进措施：积极发挥课程思政特聘专家的作用，优化课程设计，从课前教案及试讲、现场听课，到课后学生反馈及自我评价，逐一细化考评制度；并在经费激励、教学职称晋升等方面给予支撑与保障。

（狄　文　顾卓伟）

第三篇

课堂教学设计

第十三章 教学模式和方法

将多元化教学模式和教学方法进行组合和设计,并在教学中有效地应用,能够有效地提高课堂教学效率和学生的学习效果。

一、翻转课堂

翻转课堂(flipping classroom)与传统课堂是相对的两种教学模式。翻转是指对传统教学顺序的翻转,是线上网络学习与线下面对面教学相结合的混合式学习模式。翻转课堂最早出现在 19 世纪,近年来随着互联网的快速发展,全球线上公开课程的广度和深度不断拓展,翻转课堂已经成为常见的教学模式,并广泛应用于国内外高校的医学课堂教学中。

翻转课堂把课堂交给学生,学生在课前通过了解课程学习目标,进行学习资料阅读、观看课程学习视频,建立学习内容的基本概念,进而在课中通过课堂展示、问题讨论等形式解决问题、互相辩论并应用所学习的知识。这是一种以学生自学为主,教师引导为辅的教学模式。翻转课堂有 4 个重要特征:灵活的教学空间(flexible environment)、学习型课堂氛围(learning culture)、精心设计的教学内容(intentional content)和专业的教师(professional educator)。

翻转课堂一般是基于一个多元化的线上学习平台进行。在这里,教师需准备丰富的教学资源,包括但不限于教学目标、优质的课程视频、拓展学习资料等;学生在教师的指导下,按照自己的学习特征和节奏,在课前完成阅读、观看视频、实时测试、参与讨论等学习任务。教师可在平台收集学生的学习大数据的同时,在线解答学生的问题,持续关注学生的学习过程,并给予实时反馈和鼓励性评价。基于大数据分析,教师还能提前了解学生的预习动态和效果,适时做出教学任务的调整和改进,诊断性地分析学生学习的难点。这样,在课堂教学中教师才能做到有的放矢。在课中,学生对学习内容进行再加工的展示。在此阶段,可由教师或同学提出问题,组织讨论问题,并在教师指导下完成更深入地的学习。课后通过教学管理平台自主完成相对简单的学习任务。

翻转课堂通过设置多重教学环节引导学生由"教学对象"向"教学主体"转化,由"被动性学习"向"主动性学习"转化,由"以听为主"向"以主动思考为主"转化。课堂鼓励和引导学生实现"三化":一是"化知为行",即不仅要求知,而且要践行;二是"化外为内",即将外在的知识转化为内在的能力;三是"化人为己",即将他人的素养转化为学生自身的素养。

二、以问题为基础的学习

以问题为基础的学习(problem-based learning,PBL)是在医学教育中应用非常广泛的一种教学模式。与传统的基于讲授的教学(lecture-based learning,LBL)模式相比,PBL模式在设计理念、实施方式、评估体系、实际效果等方面均有显著不同。PBL教学一般由1位教师和8~10名学生构成学习小组,围绕某一具体的病例,在问题设置的导向下层层展开进行讨论,最终完成疾病的系统性学习。整个PBL过程蕴含临床思维,培养学生的自主学习能力、实践能力和团队合作能力等。

医学课程教学是PBL模式应用的合适场景,其病例最好是选择基于真实情景的真实病例。由于学习模式是基于问题的讨论,因此问题的设计和提出尤为重要。PBL的问题设置应遵循以下几个原则:① 问题应与所学内容的教学目标相对应,为教学目标服务,因此应从教学目标的角度出发设计问题;② 问题应为多角度的、开放性的、真实的;③ 问题能够启发同学们探索学习的兴趣;④ 问题提出后,在讨论过程中可以得到即时的反馈。讨论过程中强调学生通过自主学习得到知识的构建,教师在整个教学过程中发挥以下几个作用。① 引导作用:包括提供反馈、就学生的推理进行提问和启发,协调组内讨论,并引导学生对得出的结论进行批判性分析;② 支持组内成员间的互动,教师引导学生按一定的学习节奏完成PBL的各个学习环节,协调组内成员的分工互动。但教师一般不直接表明自己的观点,而是通过引导学生们提出问题、思考问题、得出结论。教师要启发学生提出更深层次的问题,进行更深入的思考。在病例讨论结束后,教师还应围绕教学目标引导学生进行反思,包括对内容和过程的反思。

PBL学习模式有利于培养学生的临床思维,并具有一定的实用性。过程强调学生的主动学习,构建双向交流的学习关系。教师也可以从过程中对每一位学生进行精准评价。然而,PBL更适合于小班化教学,PBL讨论案例的设计要求较高,教师需要经过系统的培训才能胜任PBL指导教师的角色。

三、以案例为基础的学习

以案例为基础的学习(case-based learning,CBL)是一种围绕案例学习的教学模式,一般由教师选取典型的临床案例来组织教学活动,使学生将理论与实践相结合,围绕案例进行分析,直接接触疾病诊断治疗的全过程,从而达到学习的目的。教师在过程中引导学生发现问题、分析问题和解决问题。通过 CBL 模式,学生的自主学习能力能够得到有效的锻炼和提高。

CBL 模式与 PBL 模式有一定的相似性,都是以小组讨论为主的学习过程,有案例、有问题,以学生为学习主体。两者在某些情况下容易混淆。CBL 的模式是以案例为基础,通过教学目标选择案例,以教师为主导,发挥学生们的主体参与作用。让学生通过对案例的思考分析进行小组讨论,从而达到对知识点进一步的学习,也锻炼了学生思考问题和解决问题的能力,共同促进学习目标的实现。

CBL 更注重知识目标的达成,培养学生的临床思维,使之掌握临床技能,将学习到的理论知识与临床技能有机地结合在一起。而 PBL 更注重开放式探究,让学生在探究问题中学会学习。在 CBL 教学法中,案例内容更加紧扣教学目标,内容基于理论与实践的结合,更注重知识的实用性。CBL 教学往往不需要学生做大量的课前准备或课后探究,在课堂上就能够完成。教师可以在课堂上通过设置多情景模拟,增加临床技能的实践机会。CBL 的指导教师,应具有扎实的专业知识和娴熟的专业技能。在整个学习过程中,教师可以作为主持人,与学生展开平等的讨论交流,学生在讨论中产生的问题可以求助教师,教师可以对学生的问题进行解答。CBL 案例多来源于临床实际案例。案例可在课前发放,也可在上课时发放,病例信息一幕幕展开,学生进行一步步讨论解决问题。学生对问题的不同观点进行辩论分析,讨论结束后可由学生或教师对病例进行总结,教师对各组讨论进行点评。CBL 注重解决病例本身的问题,问题由教师设置,在学生无法回答时教师可以引导回答。学生在讨论过程中明确诊断,找到治疗方法,将理论课内容与实践紧密结合,达到学习目标。

四、以团队为基础的学习

以团队为基础的学习(team-based learning,TBL)模式是将小组教学与大班教学模式有效地结合起来。TBL 是由美国 Oklahoma 大学 Larry Michaelsen 于 1970 年倡导的一种引导式教学模式。TBL 模式的实施是以团队为基础激发学生自主学习的,着重提高学生自我分析和解决问题的能力。其目的主要是为了培养学生终身学习并思考的能力。这种教学模式会依照个人的学习、小组的学习与即时的反馈等顺序,创建、激发学生主动学习的架构,是一种特别的、需要合作的学习模式。

TBL 模式多用于大班教学,最多大约可同时针对 400 名学生,但最理想的是 1 位教师负责 120~150 位学生,在高校常用的阶梯教室中就可以进行。将全体学生分成若干小组,将教学内容按不同的单元进行划分,制订内容后要求学生以团队或小组的形式进行课外阅读,进而在课堂上进行阅读评估测验(reading assessment test,RAT),教师即时反馈结果并提出思考问题,学生以团队的形式回答问题或与教师就教授内容中的疑难点讨论。最终,教师根据学生的整体状况进行评判。

TBL 模式在实际医学教学当中的设计非常重要。TBL 模式下,学生在教师的引导下,对基础理论内容中的重点、难点展开主动学习,经过"确定学习内容-个人课前自学-小组课前讨论-测验个人及团队自学效果-掌握知识的运用"的过程获取知识,并用所学知识解释临床疾病过程。注重培养学生发散性思维,通过团队之间的协作主动学习,也需要借鉴大班授课的经验,让学生系统地掌握医学理论知识。

五、九段教学法

九段教学法是由美国教育心理学家罗伯特·加涅(Robert Mills Gagné)最早提出的。加涅认为,教学活动是一种旨在影响学习者内部心理过程的外部刺激。因此,教学程序应当与学习活动中学习者的内部心理过程相吻合。根据这种观点他把学习活动中学习者内部的心理活动分解为 9 个阶段:引起注意→告知学习目标→刺激回忆→呈现刺激材料→根据学习者特征提供学习指导→诱导反应→提供反馈→评定学生成绩→促进知识保持与迁移。相应地,整个教学程序也应包含 9 个步骤。但九段教学法也存在局限性。首先,条目过多、步骤烦琐,每一条目和步骤又包含丰富的内容和实施要求,不便于记忆和深刻把握,经常给实践者带来应用上的困扰。其次,"九段教学法"实质上可归纳为准备、操作和迁移 3 个部分,没有形成完整的教学过程,难以促进学生的深层次、系统化学习。随着信息技术的发展,新的技术手段进入教学领域,"九段教学法"不再能完全适应现有教学形式的设计需要,亟待改造与发展。

六、线上、线下混合式教学模式

国内最早正式倡导混合式教学模式的是北京师范大学的何克抗教授。他认为,混合式教学模式把传统教学方式的优势和网络教学的优势结合起来,既能发挥教师引导、启发和监控教学过程的主导作用,又充分体现学生作为学习过程主体的主动性、积极性与创造性。

近年来,随着包括 MOOC 和 SPOC 等线上课程的兴起,混合式教学模式又有了新的内涵。结合翻转课堂的教学模式,成为加强学习效果的有力手段,将线上学习与线下讨论相结合,即学生先在网上学习教师预先录制或指定的视频资料,获得初步知识,再在课堂上与教师就不懂的问题或有疑惑的问题进行研讨学习,旨在最大限度地提高学生的学习效果。其基本思路是把传统的学习过程翻转过来,让学习者在课外时间完成针对知识点和概念的自主学习,课堂则变成教师与学生之间互动的场所,主要用于解答疑惑、汇报讨论,从而达到更好的教学效果。现阶段的混合式教学,实现了网络在线学习和传统课堂教学的相互结合与补充,既发挥教师的主导作用,也体现学生的主体性,是教学改革的重要方向之一。

七、对分课堂教学模式

对分课堂是 2014 年由复旦大学心理系张学新老师提出的一种课堂教学改革新模式。对分课堂,其核心理念是分配一半课堂时间分配给教师讲授,另一半课堂时间分配给学生讨论,并把讲授和讨论时间错开,让学生在课后有 1 周时间自主安排学习,进行个性化的内化吸收。对应的考核方法强调过程性评价,并关注不同的学习需求。

对分课堂把整个教学过程明确分为 3 个过程,分别为讲授(presentation)、内化吸收(assimilation)和讨论(discussion)。因此,也可简称为 PAD 课堂。教师在每一堂课的后半部分时间里,根据学习目标和学习内容,介绍基本理论框架、基本概念,着重讲授重点、难点,在讲授环节,教师基本不向学生提问,也不组织讨论,仅表现为单向讲授,介绍最基本教学内容,不覆盖细节,也并不讲授所有计划学习内容,完成本堂课的课上学习。学生通过教师的教授,对教学内容有了基本的了解,继而开展课后学习。学生一般在下一次课之前,会有 1 周左右的时间阅读教材、完成作业,根据个人的兴趣、能力和需求,在自己最合适的时间,以最适宜自己的方法,深入理解,进行个性化的内化吸收。内化吸收要求独立完成,不能与同学或教师讨论交流。内化吸收之后,学生再回到课堂上,这次课堂的前一半时间用于讨论上一周课堂上教师讲授的内容。本堂课讨论上堂课的内容,这是对分教学最核心的特点,称为“隔堂讨论”。学生分组讨论自己学过的内容,然后与全班和教师进行深入的互动交流。在讨论环节,教师上课后不做讲授,立刻让学生分组,通常 4 人一组进行讨论。讨论针对教师上次课的讲授内容和学生在内化阶段的学习结果。学生分享自己的体会、收获和困惑,互相答疑、互相启发,把普遍性的问题记录下来。小组讨论后,教师组织全班讨论,对小组讨论中存在的疑难问题进行解答,最后做章节总结。通过这 3 个步骤,实现对课堂知识螺旋式地理解和提升。这 3 个步骤,也可以更细地分为 5 个环节:讲授、独立思考、独立做作业、小组讨论和全班交流。

八、情景教学法

情景教学法是指在教学过程中,教师有目的地引入或创设具有一定情绪色彩的、以形象为主体的生动而具体的场景,以引起学生一定的态度体验,从而帮助学生理解教学内容,并使学生的心理得到发展的教学方法。情景教学法的核心在于激发学生的情感。情景教学是在对社会和生活进一步提炼和加工后才影响于学生的。

对于医学课程教学而言,情景教学法是一种具有较好实践性和可操作性的教学方法。通过设立模拟的逼真的医疗情景,让学生身临其境,可以安排学生扮演不同的角色,换位思考、体会不同角色的心理变化,增强学生对他人的理解和同情。学生通过模拟事件的每个细节,全面提升自我觉察与分析的能力,从而提高其沟通能力。情景教学法适合临床医学、口腔医学、护理学和预防医学等多专业医学生的课程学习,尤其适用于培养学生的医患沟通能力。低年级的医学生可以通过情景模拟教学专题小组讨论,无教师小组讨论、案例教学模拟等来加强知识、能力和素养的培养,重点围绕医患沟通、心理学、伦理学和法学等人文类素养的培养;高年级医学生则以实际临床情景为焦点进行模拟,如模拟癌症等重症疾病的告知场景、对患者及其家属进行宣教、沟通焦虑情绪、临终关怀、术前谈话和医疗纠纷等场景,可使医学生尽快地融入临床情景,以了解不同的医疗情景特点,可使学生达到专业知识水平和医患沟通能力同步提高的目标。

（刘　畅）

第十四章 教学工具

随着现代化信息技术的发展和普及,已有愈加多元化的教学工具应用于医学教学的课堂中,为提高教学效率、改善教学效果提供有效的平台和支撑。

一、传统教学工具

传统教学工具在医学教育中的使用有着非常悠久的应用历史。例如,在解剖学课程中应用的大体标本、人体模型;在口腔医学教学中应用的各种材料制作牙齿模型;在中医针灸学教学中应用的人体针灸医学模型;在临床实践课程中应用的医学训练人体模型等,都是必须且经典的。同学们通过对教具的观察和操作,加强对知识性内容的记忆和理解。传统的教学工具还包括在课堂上使用的幻灯片、激光笔、教鞭等。传统教学工具也有不断的创新,如最早使用的卡片式幻灯机已被电脑投影和交互式白板所代替。传统教学工具虽然经典且不可或缺,但已不足以满足医学教育日渐发展的需求。

二、新型教学工具

随着"互联网+"的发展和对医学教育的不断思考,新型教学工具应运而生并在教学改革中发挥了重要的作用。

1. 标准化患者

标准化患者(standardized patient,SP)在医学生的临床实践学习中广泛应用。SP 是指经过专业培训后,能够标准化地模仿相关疾病患者的病史、症状、体征的非医务工作者,应用目的是较真实地模拟临床诊疗情况。SP 的应用可解决医学教学资源不足与教学过程中产生的医患矛盾和伦理问题,且能有效地锻炼学生的沟通技巧、临床技能和临床思维,为今后的临床工作打下基础。鉴于适用性和可操作性,SP 更适用诊断学和临床课程中的问诊及操作技能训练。SP 与情景教学法结合可收获较好的教学效果。

2. 虚拟仿真实验平台

虚拟仿真实验平台的概念最先由 William 教授提出,其目的主要是建设基于互联网的虚拟实验教学平台。平台打破了伦理、场地等因素的限制,学生可自主设计并进行实验,从而培养创新能力。然而,虚拟仿真实验平台建设周期长,价格昂贵,需要多方面机构的支持和参与,且需要长期维护,在部分院校可能难以实施;但是一旦应用,势必在基础和临床的实验教学中成为一种能有力提升教学质量的教学工具。

3. 混合现实技术

混合现实(mixed reality,MR)技术是基于虚拟现实(virtual reality,VR)技术和增强现实(augmented reality,AR)技术进一步发展而来的一种全新数字全息影像学技术,是目前最前沿的跨界技术之一。MR 通过对现实世界进行 3D 建模,将虚拟的物体或信息叠加其中,从而在真实的物理空间中创造出具有空间属性的全息影像,并可使这个影像锚定在固定的位置,实现虚拟世界与现实世界的融合。

MR 技术可以用于医学教育的全过程。在基础理论方面,对人体大体形态结构和微观结构,利用全息影像技术构建的三维模型,借助混合现实设备,学生可以直接透视人体的解剖结构,进行全方位、立体化的观察,不仅解决了教学资源紧张的问题,也提高了教学质量和效率。在案例教学方面,通过模拟人与 MR 三维影像的结合构建虚拟病例,可以让学生在听觉、视觉、触觉上深度感知临床病例,指导学生开展多种临床情景的诊疗实践。在基本实践技能方面,突破了以往模拟人体教具,MR 可以将人体内部结构通过三维影像直观地展示,并与模拟人结合,利用全息眼镜真实地呈现,使技能操作更加直观。

4. 课堂实时互动工具

随着智慧课堂的发展,在课前、课中和课后,与学生进行实时在线互动成为提高教学效率的有效技巧。现在已有多个互动平台和互动工具在医学课堂中予以应用。

(1)微信平台。目前,在大学生中使用率高达 85% 以上,其主要从两方面支持医学生的学习。一是强大的公众号。课程相关公众号的建立,能够让教师将课堂教学进行时间和空间的延伸,将课堂内容以图片、动画和视频等更生动的形式进行展现推送,还可以通过投票、接龙等方式和学生互动并收集学生反馈,不断提升公众号建设。二是利用微信的即时通信功能。例如,通过建群的形式及时做到课前预习内容的传达、讨论以及课件的上传等,有效加强师生交流及提高学习效果。微信推广成本低、及时性强、公众号覆盖范围广,可作为大部分基础和临床课程的辅助教学工具。

(2)超星学习通平台。它是一个由超星公司研发的在线学习平台。教师不仅可以在平台上以教师的身份进行课程的建设，上传课件、授课视频、拓展学习资料等教学资源，还可以在平台上开展线上讨论，发布通知、练习、考试等学习活动。在课堂上，教师可以通过投屏将平台的教学资源展示在屏幕上，并可以通过签到、选人、抢答、随堂练习、直播等形式与学生实时互动。学生登录后，能够学习到教师发布的学习资源，下载教师允许的教学课件及参考资料，并参与教师发布的讨论、小练习等学习活动；也可通过学习通，联系授课教师。随着平台功能的不断完善，以及超星学习通平台教学资源的不断优化，在"课前-课中-课后"应用平台的各项功能，能有效提高学生的参与度和学习积极性。

（3）雨课堂。是清华大学与学堂在线共同推出的新型混合式学习工具。教师在雨课堂平台支持下，借助微课、视频资源、思维导图、教学课件和预习题推送课前学习资料，并及时对学生的预习情况进行分析。在教学实施阶段，教师应对课程内容进行概要梳理，对共性疑难问题进行讲解，在智慧教室进行混合式教学，并设置预习测试任务，对学生完成结果及时反馈与交流。在学习评价阶段，重点分析学生作业的完成情况，并进行课程任务达成度分析，及时评价教学效果，并结合课下答疑、群消息的反馈、个别辅导等多种师生交流方式进行教学反思，形成良性循环。从学生层面而言，根据混合式学习活动设计安排，需求分析阶段，学生课前登录雨课堂班级。根据要求，学生使用教师分享的各类学习资源，并完成预习和课前诊断测试，汇总疑难问题。在课堂教学阶段，学生集中面授学习，根据教师的针对性讲解，解决疑难问题。而后在智慧教室进行个人和小组协作学习，并完成本节课程内容测试题，及时发现并解决问题。在学习评价阶段，学生完成作业，复习巩固本节内容，进行自我评价及反思，师生可随时在微信群进行交流，推动课堂学习的持续生长和深度发展。

（4）国家医学电子书包。电子书包是将医学教材、试题等以图文、视频等元素组合，形成一站式点子教学系统。其具有跨终端、跨平台的多种版本和多功能性的教材，可供师生快捷获取信息，且操作界面简洁，能有效提高学生的学习效率。但由于部分电子教材的价格较高，难以普及。如能降低部分使用成本，不失为基础课程有效的教学工具。

（刘　畅）

第十五章　课堂教学设计概述

　　课堂教学是教师日常教学工作的主阵地,也是学生学习最直接发生的场所,是教学的基本活动形式。课堂教学目标应精准对接课程目标,支撑人才培养目标的达成。课堂教学的内容、模式和方法等都在发生着不断的变革,逐渐从以知识传授为主要目的,转变成以"知识的传递和能力的提升"为双主体,强化"价值引领"为主要方向,真正做到"以学生为中心"。

　　然而,实现这样的课堂教学改革,是需要基于对每个教学单元的教学设计来实现的。教学设计是基于对课程定位及教学对象的分析,确定合适的教学目标,即教学设计的起点与终点,然后将教学诸要素有序、优化地安排,形成教学方案的过程,好的教学设计将在课堂教学中发挥有效的导航作用。一份优秀的课堂教学设计是能够引领学生分析、探究、处理、整合知识信息的指导和组织方案,更是学生群体探求知识奥秘追求美好未来的学习策略,其出发点和落脚点均是为了学生。

　　课堂教学需要将课程的理念、目标等进行分解、细化,最终映射到每一堂课的教学设计上,即通过微观的课堂级的教学设计来转化和落实课程的教学目标。课堂教学设计需要符合以下基本原则。

一、教学设计需紧密围绕立德树人的根本任务

　　习近平总书记强调:"要把立德树人内化到大学建设和管理各领域、各方面、各环节,做到以树人为核心,以立德为根本。"这一重要论述深刻体现了"全员育人、全程育人、全方位育人"的科学精神,而课堂是育人的根本阵地。每一堂课都需围绕立德树人的根本任务,突出课堂德育。医学学科有其特殊性,同时具备自然科学属性和人文科学的属性,在专业内容中围绕爱国主义情怀、社会责任感、健康中国发展战略、学生职业发展教育、人文精神和创新思维教育,是目前课堂教学设计的主要指导方向。

二、教学设计符合教学大纲，内容充实，反映学科前沿

　　课程级的教学设计以教学大纲的形式呈现，教学大纲是教师进行教学的主要依据。撰写教学大纲的过程是对一门课程进行宏观架构和设计的过程，它能够帮助教师厘清一门课程的整体教学思路。如何进行课程级的教学设计以及如何实现从课程级到课堂级教学设计的过渡，这是教师做好教学设计须掌握的必备技能。课堂教学设计以大纲为基础，具体课堂教学内容的选取并非依据教材内容的设置，也不是依据教师的学术兴趣偏好等，而是根据学校的人才培养目标以及专业毕业要求来合理筛选的。将顶层的人才培养目标逐级分解，依次确定相对应的专业人才培养目标和课程教学目标。课程教学目标是支撑整个培养体系目标能否实现的最基层因素，也是该课程预期达成的重要学习成果，教师可据此来回答"学什么？怎么学？学得怎么样？"，即从最终的学习成果出发，反向设计该课程的教学目标、教学活动和评估策略等。此外，教学内容还应反映学科的前沿问题，包括但不限于学科目前最新的进展，学科发展中还没有解决的科学问题，甚至是学科发展中有争议的问题等，在其中渗透专业思想。对于学科前沿内容，可以考虑结合讲授、讨论、小论文等方式引导学生学习。

三、教学目标明确，思路清晰

　　在进行课堂教学设计时，首先需要把宏观的课程目标精确分解到课堂中来。以课程知识领域的目标为例，建议在 OBE 理念指导下，使用布鲁姆教育目标分类学中的 6 个认知目标层次来区分和定义具体教学内容的教学目标。其次，分解的教学目标应细化，具有可衡量性。教学大纲中的课程目标往往比较宏观，教师惯用"掌握""理解""熟悉"等词语来进行目标的表述，但这种表述方式对于学生而言欠缺明确性，学生认为的"掌握"与教师预期的"掌握"很可能不在一个层次上。因此，课堂级的教学目标要从学生的角度去设定，将教学目标转化为明确的、可衡量的学习目标，这对于后续的课堂评价策略和课堂教学活动的设计都是至关重要的。如何让学习目标可衡量，在目标设定时须使用一些可衡量的行为动词，尽可能包含具体的知识点，目标要简洁、精确，每节课的教学目标数量不宜过多。教学内容需要进行重新梳理组织，做到内容的逻辑性较强，不同的知识点间有连续性和系统性。

四、准确把握课程的重点和难点，针对性强

　　教学的重点是指学科或教材内容中最基本、最重要的知识和技能，即基础知识和基本技能，教学重点应与教学目标的要求相互对应。教学难点是学生对教学知识感到难于理解，掌握起来有困难的部分。教学的重点不一定是难点，教学的难点不一定是重点。然而，两者在一定条件下往往具有"同一性"。课堂教学在有限的时间中，需依据课程大纲和教学目标，在全面了解学生的知识和技能的实际情况基础上，准确把握教学的重点和难点，条理清楚、循序渐进、内容承前启后来进行设计。

五、教学进程组织合理，方法手段运用恰当有效

　　教学进程的组织须建立在"以学生发展为中心，以学生学习为中心，以学习效果为中心"的基础上。一堂课不局限于某种特定的教学方法，而是根据教学内容选择最适合的一种，以培养创新意识和能力为目标，充分发挥学生在学习中的主体作用，让同学们主动参与到教学过程中来，享受学习过程。从教学模式上，线上、线下混合式教学模式目前应用比较广泛且学生的学习效率较高。前述讲授、讨论、CBL、PBL、翻转课堂、情景教学等多元化的方法可以全方位贯穿"课前-课中-课后"的教学全过程，做到启发性强，有效调动学生的学习思维和培养学生自主思考的能力，其最终是支持教学目标的实现。

六、文字表达精准、简洁，阐述清楚

　　对于教学设计的文字表述，要求精准、具有学术性、逻辑性强。这一要求虽然简单，却往往会成为教师忽略的问题。这里的文字表达精准主要涵盖两个方面的问题：低级的问题是错别字或知识点的明显错误，而更容易被忽略的是理念性的错误以及涉及学术争议的问题。而教师对于教学内容精准性的把控一方面建立在自身的学术科研背景基础上；另一方面需阅读多版本、多来源的国内外教材，反复对内容进行打磨和推敲。

　　后续章节将会分别以病原生物学、病理生理学、外科学和方剂学课程中具体的教学内容设计为例，契合上述基本原则设计教学方案，为实际的课堂教学提供参考。

（刘　畅）

第十六章

课堂教学设计案例1：幽门螺杆菌

一、教学基本情况

（一）教学案例基本信息

本案例教学内容为：幽门螺杆菌，选自课程"病原生物学"，面向临床医学专业学生。

（二）教学背景

1. 学生知识背景

学生已具备了一系列先修课程，包括生命科学导论、人体构造、分子细胞与组织、医学遗传与胚胎发育、代谢生物化学、机体防御与免疫、形态学实验、细胞与分子生物学实验、药理学总论、病理学和病理生理学总论等相关知识。

2. 学生特点分析

本次授课对象为临床医学八年制学生，他们思维活跃，自学能力强，有很强的求知欲，能够很快理解并掌握知识点，但理论联系实际的能力仍有欠缺，需要教师的实际引导，且科学思维和专业素养均有待提升。

3. 教学内容分析

本次教学内容为幽门螺杆菌。其中幽门螺杆菌的生物学特性和所致疾病为重点学习内容，幽门螺杆菌的培养特征和生化代谢特征为学习难点和易混淆点，幽门螺杆菌的致病机制为延伸拓展内容。在教学过程中以经典案例、幽门螺杆菌的发现史作为切入点，病原感染的流行病学为知识点间的连接，层层递进，采取不同的策略解决重难点教学问题，并进行适当拓展。

（三）教学目标

通过本章节的学习，学生应该能够在以下3个方面达成对应目标。

1. 专业知识

（1）描述幽门螺杆菌的形态、染色、生化特性和培养特征。

（2）列举幽门螺杆菌所致疾病和微生物诊断方法。

（3）复述幽门螺杆菌的致病机制。

（4）归纳幽门螺杆菌的防治原则。

（5）复述幽门螺杆菌的发现史。

（6）认识幽门螺杆菌与正常微生物群之间的联系。

2. 专业技能

（1）区分幽门螺杆菌与其他消化道病原的异同点。

（2）具备文献搜索能力和辩证分析科学问题的能力。

3. 综合素养

（1）科学素养。通过对幽门螺杆菌与人体健康之间关系的不同解读，具备以批判性思维认识病原的理念。理解科学中创新的驱动力。

（2）人文素养。通过幽门螺杆菌的发现故事，理解科学家为科学奉献的精神及科学发现背后的艰辛。

（四）教学思想

1. 基本教学理念

（1）秉持"以学生为中心"的教学理念，以"知识的传递和能力的提升"为主体，在教学过程中强化"价值引领"。根据 BOPPPS 模型设计教学目标导向的教学安排，辅以互动性强的教学活动，在"课前-课中-课后"3 个环节融合混合式教学模式，促进形成性评价，对接教学目标，形成学习闭环。

（2）教学目标设计对接课程目标进行设置，遵循 OBE 的理念，既强调记忆性学习是基础，对于幽门螺杆菌需要掌握的特征进行要求；同时，又以形成性学习为重点，吸收构建主义的成果，兼顾转化性学习，强调解决真实世界中的问题。培养学生归纳总结的能力，以及运用批判性思维理解幽门螺杆菌的研究前沿。将幽门螺杆菌发现过程中的科学思维和科学求真的情感与记忆性学习内容相融合，润物无声。

（3）教学方法中应用"讲授与讨论相结合，提升学生科学思维水平；课程与思政相结合，强化价值使命担当；科研与教学相结合，强化学生创新能力；线上与线下相结合，提高学生学习效率"的四结合模式贯穿"课前-课中-课后"的学习。

2. 课程思政元素融入

在本章内容中，将幽门螺杆菌的发现史作为课程思政的素材融入，结合具体内容、课后素材以及预设思考题的思考学习，来实现课程思政教学目标。

（1）幽门螺杆菌发现史。引导学生通过幽门螺杆菌的发现史，理解科学发现的不易。通过发现过程，理解科赫法则对于病原体发现的指导意义，体会运用严谨科学思维论证科学问题；通过在幽门螺杆菌发现过程中科学家"以身试菌"的事例，引导学生树立对科学的敬畏精神和对科学家奉献精神的崇敬。

（2）幽门螺杆菌的微生物学检查方法。通过对微生物学检查方法的学习，引导学生思考医生的责任感。在选择检查方法时，一方面追求其特异性与敏感性；另一方面也要考虑对患者可能造成的痛苦大小，平衡两者的关系，运用责任心和专业性选择合适的诊断方法。同时让学生发现在病原检测中，诊断方法是值得研究的重要领域。

（3）思考题的设置。通过思考题 1，引出在 Barry Marshall 和 Robin Warren 之前，其实有几位科学家都曾看到过胃内的细菌，但却没有进行更为深入的研究。在引导学生思考的同时，使学生理解"看见并不等于发现"，看似偶然的发现其实正体现了科学的必然性，真正的科学发现需要严谨的科学论证。通过思考题 2，引出最新的学科发展证实，不能仅从病原体角度认识幽门螺杆菌，已有研究证实幽门螺杆菌的存在对人体健康可能存在特殊意义。通过参考文献的阅读，引导学生用批判性思维辩证地认识病原体，培养学生进行正确逻辑判断的科学素养，也理解科学在不断发展，学会对已知和经典提问，追求科学的真理。

同时，以上思政内容与专业内容密切相关，体现在：① 幽门螺杆菌感染的靶细胞是胃黏膜上皮细胞。② 幽门螺杆菌会引起慢性胃炎，还与其他慢性消化性疾病的发生有关，如消化性溃疡、胃黏膜淋巴瘤和胃癌。③ 从幽门螺杆菌的发现过程理解该菌的生物学特征。胃内发现：生存环境为微需氧；难以培养：对营养和气体环境要求高；抵抗胃酸：产生尿素酶、鞭毛的运动能力等。④ 幽门螺杆菌的微生物学检查具体方法。

（五）教学方法与工具

1. 教学方法

（1）线上、线下混合式教学法。课前提供教学目标和线上课程资源（人卫慕课：http://www.pmphmooc.com/♯/moocDetails?courseID＝31286），学生通过了解目标和预习视频，初步理解幽门螺杆菌的知识层面内容。课堂上教师进行要点讲解，学生就难点和拓展问题进行讨论，围绕专业知识目标和专业技能目标开展学习；课后学生通过思考题拓展学习，围绕专业技能目标和综合素养目标进行学习。

（2）问题为导向的教学法。以问题驱动，层层设问，引入本门课程的知识链及应用结合 PPT 课件、图示和实例进行启发式的讲解，让学生自主思考，主动进入教学内容的学习。课后思考题的拓展，锻炼学生的自主学习能力，培养学生的科学思维。

（3）课堂讲授＋讨论。在具体教学过程中，结合课前预习内容和教师讲授的幽门螺杆菌发现史，提出问题："为什么幽门螺杆菌的发现过程非常曲折？ 与其哪些生物学特性相关？"激发学生的学习兴趣，让学生通过讨论，强化专业知识与综合素养达成。

2.教学工具

(1)线上课程:人卫慕课"医学微生物学"。

(2)教学课件:PPT。

(3)在线实时互动平台:超星学习通。

(六)教学难点分析与对策

1.幽门螺杆菌的培养和生化特点

(1)难点分析:幽门螺杆菌的培养为微需氧菌,能产生丰富的尿素酶,这些特征与之前学习的其他细菌有显著差异。

(2)教学对策:结合讲授幽门螺杆菌的发现史,组织学生进行讨论,围绕发现史中的关键环节,结合培养过程的曲折自主归纳其特殊的培养条件。尿素酶的特性与实验室诊断和致病机制相结合,加强记忆。

2.幽门螺杆菌的致病机制

(1)难点分析:幽门螺杆菌致病物质丰富,在胃部引起疾病机制与肠道病原体有显著不同。

(2)教学对策:以形象的屋子图片,将幽门螺杆菌的机制总结为"屋漏学说",将胃酸比喻为"雨",将胃上皮细胞比喻为屋子,将幽门螺杆菌感染比喻为"屋顶漏了个大洞",最后将致病机制总结为"pH(胃酸)+Hp(幽门螺杆菌)"的结果。

二、具体教学过程

	教学步骤和内容	教学方法和策略
课前	1.观看人卫慕课"医学微生物学"幽门螺杆菌的部分视频。 2.思考问题:幽门螺杆菌为什么能够引起胃部感染?	1.线上、线下混合式教学策略,通过线上预习,学生对基本知识框架有初步理解。 2.问题为驱动的学习:思考题思考。
导入和前测	1.问题导入 【问题1】胃液的 pH 值是多少? 【问题2】在这种酸性环境中,是否能有细菌定植? 2.知识拓展 　以"科赫法则"为主线,讲述澳大利亚科学家 Barry Marshall 和 Robin Warren 发现幽门螺杆菌背后的故事,从"看到细菌-培养细菌-自身感染-再培养"4个方面,提供真实图片和文献首页,最终幽门螺杆菌的发现者获得了诺贝尔生理学或医学奖。	1.问题为导向的学习方法,通过让学生回忆先修课程中学习的内容,积极思考胃内环境中病原存在的不易,并对于即将学习的病原产生兴趣。 2.以"讲故事"的形式,结合总论中"科赫法则"的内容,引导学生体会科赫法则中蕴含的科学思维及其在病原体发现的意义。同时,通过发现故事中科学家的奉献精神,引导学生内化于心,对科学敬畏,对科学家崇敬,融入课程思政。

教学步骤和内容	教学方法和策略

导入和前测

3. 流行病学

结合 WHO 最新数据，展示幽门螺杆菌在世界范围内的流行情况。幽门螺杆菌感染率高，尤其在发展中国家更高，在我国感染率也很高，与饮食习惯相关。

3. 幽门螺杆菌的发现获得了诺贝尔生理学或医学奖，又结合幽门螺杆菌感染流行病学的特征，引出学习该病原的重要性，也使学生明白这是一种感染范围广，感染人数多的病原体。

参与式学习

1. 幽门螺杆菌的生物学性状（讲授＋讨论）

(1) 幽门螺杆菌的形态学特点：革兰氏阴性、菌体细长弯曲呈螺形、S 形或海鸥状，在胃黏膜黏液层中常呈鱼群样排列。

(2) 幽门螺杆菌的培养和生化反应特征：进行小组讨论，结合课前预习和幽门螺杆菌发现中的困难点，请同学归纳总结培养特征中的微需氧、营养要求高和生化反应中产尿素酶的特征。

2. 幽门螺杆菌的致病性（讲授＋在线互动）

(1) 幽门螺杆菌的致病机制：结合图片讲授幽门螺杆菌的致病物质，包括尿素酶、鞭毛、黏附素、蛋白酶、细胞毒素和内毒素等。

拓展可能的致病机制"屋漏学说"：以形象的屋子图片，将胃酸比喻为"雨"，将胃上皮细胞比喻为屋子，将幽门螺杆菌感染比喻为"屋顶漏了个大洞"，最后将致病机制总结为"pH（胃酸）＋Hp（幽门螺杆菌）"共同作用的结果。

(2) 幽门螺杆菌所致疾病：① 幽门螺杆菌的传染源、传播途径：患者及带菌者均为传染源；人与人之间，通过粪口途径传播。② 幽门螺杆菌临床上可引起慢性胃炎、胃和十二指肠溃疡、胃黏膜相关淋巴瘤和胃癌。1994 年国际癌症研究机构和世界卫生组织将幽门螺杆菌定义为 I 类致癌因子。

3. 幽门螺杆菌的微生物学诊断（讲授）

(1) 病原学检测。① 无创性检测：尿素酶呼气试验。② 有创性检测：取胃黏膜活检标本直接涂片镜检、分离培养、核酸检测、尿素酶试验。

(2) 免疫学检测：抗体筛查（流行病学）、活检组织和粪便抗原检测。

1. 讲授＋讨论的教学方法

幽门螺杆菌的形态、培养和生化反应的特性，与其他细菌不同，单纯讲授学生接受度和效果都不佳，结合发现故事中培养的困难、标本中的形态观察等关键点，让学生讨论后自主归纳特征，并进行展示。增加学生学习参与度和积极性。

2. 此部分为重点学习内容

结合幽门螺杆菌的模式图，以及总论中细菌的结构，设置"猜猜猜"环节，采取超星平台发布投票的方式，让同学们从细菌结构和产生物质，投票归纳致病物质，实现课堂互动。

"屋漏学说"为目前被大多数科学家接受的致病机制。讲授时从幽门螺杆菌的角度，阐述其在胃内需要定植、繁殖和产生毒性物质所需的物质基础，结合先修课程中对于胃上皮黏液层的生理功能回顾，将知识融会贯通，推导出"屋漏学说"的实质是"pH＋Hp"共同作用结果。

通过图片和视频讲授幽门螺杆菌引起疾病，尤其是强调其与肿瘤发生之间的关系。

3. 微生物学诊断法的讲授，需结合生物学特性部分的内容

将检测分为病原学和免疫学两方面策略，可以采用学生主动列举的方法。重点围绕尿素酶检测的原理，拓展尿素酶的方法是不是也可以有在其他病原体检测中的应用（如结核分枝杆菌）。帮助同学们建立临床微生物检测的策略和思路。同时引导学生思考临床检验中有创性的诊断方法和特异性、敏感性之间应如何平衡，如何选择最有效、合理的检测方法，带给患者最小的痛苦，得到最佳的结果，也体现了医者的责任心和爱心，融入课程思政。

（续　表）

教学步骤和内容	教学方法和策略
参与式学习 4. 幽门螺杆的防治原则（讲授） （1）预防：饮食卫生、分餐制。 （2）治疗：应用铋剂或抑酸剂加 2 种抗生素，70%～95% 的患者治疗 14 天可根治幽门螺杆菌感染。	4. 防治原则中的治疗 　需结合致病机制中的"pH + Hp"来讲授。pH 可应用抑酸剂，Hp 可应用抗生素，辅以铋剂保护胃黏膜。
思考题 根据学习内容和拓展布置思考题 2 题 1. 究竟是谁第一个发现了幽门螺杆菌？对医学生有什么启示？ 2. 如何正确认识幽门螺杆菌与人体健康的关系？提供二维码和参考文献，请同学们课后扫描并阅读文献，了解幽门螺杆菌与人类健康之间的新认识。 　选自微信公众号"致医" 这 2 道思考题要求学生思考后回答，以电子版形式上传超星平台讨论区。	思考题设计 1. 以 Barry Marshall 出版的《幽门螺杆菌先驱者》（*Helicobacter Pioneer*）一书讲起，引导学生思考为什么在 Barry Marshall 和 Robin Warren 之前，有很多医生和科学家都曾在胃内看到过幽门螺杆菌，但却没有真正发现它？ 希望学生能够从两个方面来理解：① 新的科学发现要勇于向传统理论挑战（幽门螺杆菌发现之前，传统理论认为胃里没有细菌的存在）；② 在科学中"看见"不等于"发现"，真正的科学发现需要严谨的科学论证。 2. 此处强调根据近年的研究结果显示，幽门螺杆菌与人体健康之间其实有着我们没有明确的关系。如清除幽门螺杆菌虽然能降低胃癌的发病率，但食管疾病的发病率却升高了；儿童时期感染过幽门螺杆菌，儿童罹患免疫相关疾病的发病率反而下降。引导学生阅读相关文献，思考问题，学习以批判性思维辩证地看待病原，并明确科学发展永远向前，仍有许多问题需要我们来解决，激发学生的科学兴趣。
小结 1. 幽门螺杆菌的生物学特性 　革兰氏阴性杆菌、微需氧培养、产生尿素酶。 2. 幽门螺杆菌的致病性 　主要引起慢性胃部疾病，包括慢性胃炎、消化性溃疡、胃黏膜淋巴瘤和胃癌。 3. 幽门螺杆菌的微生物学检查方法 　病原学 + 免疫学。 4. 幽门螺杆菌的防治原则 　联合用药根除。	可结合板书进行简单小结；也可结合在线练习题，通过联系让学生掌握相关内容。

参考资料和文献

参考教材
1. Murray P R, Rosenthal K S, Pfaller M A. Medical microbiology［M］. 9th ed. Louis：Mosby，2020.
2. Brooks G F, Butel J S, Morse S A. Tanetz, Melnick, & Adelberg's medical microbiology［M］. 26th ed. McGraw-Hill Education, London：2013.

（续　表）

教学步骤和内容	教学方法和策略

参考资料和文献

参考文献

1. Chen C C，Liou J M，Lee Y C，et al. The interplay between *Helicobacter pylori* and gastrointestinal microbiota[J]. Gut Microbes，2021，13(1)：1-22.

2. Tao Z H，Han J X，Fang J Y. *Helicobacter pylori* infection and eradication：Exploring their impacts on the gastrointestinal microbiota[J]. Helicobacter，2020，25(6)：e12754.

3. Kori M，Daugule I，Urbonas V. *Helicobacter pylori* and some aspects of gut microbiota in children[J]. Helicobacter，2018，23(Suppl 1)：e12524.

4. Runge T M，Abrams J A，Shaheen N J. Epidemiology of Barrett's esophagus and esophageal adenocarcinoma[J]. Gastroenterol Clin North Am，2015，44(2)：203-231.

5. Blaser M J. Hypothesis：the changing relationships of *Helicobacter pylori* and humans：implications for health and disease[J]. J Infect Dis，1999，179(6)：1523-1530.

学生评价

本章内容以形成性评价为主，围绕教学目标设置以下评价活动：

1. 线上课程自主学习及思考题回答（课前）。

2. 线下教学中，课堂讨论参与度和回答问题次数及准确性，超星互动参与率及正确率（课中）。

3. 思考题的思考及回答，线上平台课程内容小练习（课后）。

评教

1. 教学督导现场评教。

2. 教学团队同行评教。

3. 学生问卷线上评教。

本章重点词汇

1. 幽门螺杆菌（*Helicobacter pylori*）。

2. 微需氧菌（microaerophilic bacterium）。

3. 空泡毒素 A（vacuolating cytotoxin antigen，VacA）。

4. 细胞毒素相关蛋白 A（cytotoxin associated protein A，CagA）。

5. 尿素酶（urease）。

（刘　畅）

第十七章

**课堂教学设计案例 2：
发热(时相及代谢)**

一、教学基本情况

(一)教学案例基本信息

本案例教学内容：发热的时相及代谢改变，选自课程"病理生理学"，面向临床医学专业学生。

(二)教学背景

1. 学生知识背景

学生已具备了一系列先修课程，包括生命科学导论、人体解剖学、组织胚胎学、生物化学、生理学、免疫学、医学遗传学和病原生物学等相关知识。

2. 学生特点分析

本次授课对象为临床医学八年制学生，他们思维活跃、自学能力强，有很强的求知欲，能够很快理解并掌握知识点，但理论联系实际的能力仍有欠缺，需要教师的实际引导，且科学思维和专业素养均有待提升。

3. 教学内容分析

本次教学内容为发热的时相及对机体影响，其中发热概念和时相是学习的重点，体温上升期是难点。在教学过程中，通过提出社会普遍关注的问题引出发热的概念，然后以病例分析层层递进，讲解发热的时相及对机体的影响，结合发热病例引出治疗原则。

(三)教学目标

通过本章节的学习，学生应该能够在以下 3 个方面达成对应目标。

1. 专业知识

(1)复述发热的概念。

(2)区分发热与过热的不同。

（3）描述发热的时相及对机体的影响。

（4）归纳发热的治疗原则。

（5）拓展发热的最新研究进展。

2. 专业技能

通过对发热的时相及对机体影响的学习，培养学生在面对复杂疾病时运用辩证的思维和方法进行分析，同时引导学生自主思考、自主学习和查阅相关文献的能力。

3. 综合素养

科学素养和人文素养：通过发热治疗的最新进展的拓展，提高学生的科研素养及社会科普的责任感。

（四）教学思想

1. 基本教学理念

（1）结合病理生理学的课程特点，遵循 OBE 的理念，坚持"激发学习兴趣，以学生为主体，注重知识和能力培养"的教学理念。课程中运用加涅"九大教学事件"，通过唤起注意、告知学习者目标、刺激回忆先前知识、呈现刺激材料、根据学习者特征提供学习指导、引出作业诱导反应、提供反馈、评定学生作业成绩、促进知识保持与迁移这九大事件，实现教学目标，形成闭环反馈。师生互动，使学生在学习过程中更加有成就感和学习兴趣，更加有收获，也更加高效。

（2）结合医学生的特点，在知识点学习过程中培养学生的临床思维，进行思维和能力转化学习，强调临床解决问题的能力，既包括知识能力，也包括医患沟通能力。在本章节学习过程中，通过润物无声的课程思政，在培养学生归纳总结的能力的同时，鼓励学生运用批判性思维了解发热的研究前沿和发热在人们日常生活中的误区，将发热机制研究及药物开发过程中的科学思维和科学求真的情感与记忆性学习内容相融合。

2. 课程思政元素融入

本章内容，将发热的日常生活误区和发热疾病疟疾的药物开发两条线作为课程思政的素材融入，结合具体内容，来实现课程思政教学目标。

第一思政条线：发热处理在日常生活中的误区。课程开始通过"发热是否捂被子"这一社会热门话题，引发学生的共鸣和思考，对发热及相关疾病产生兴趣。同时，在课程发热时相中，利用课堂内容对这一问题进行解答，前后呼应，从而使其起到穿针引线、贯穿前后的作用：一方面，引导学生思考医生的责任感；另一方面，使同学们认识到医学科普工作的重要性，树立医学科普、防治结合的医学思维。

第二思政条线："杜甫遇见屠呦呦"——疟疾与发热及疟疾药物开发。课程开始通过杜甫的诗歌引入疟疾的发热特点,从而导入发热时相,课程中会利用这第二条线对发热时相和热型进行举例分析。课程最后,与开始导入的疟疾病例相呼应,讲解治疗原发病的原则,使用青蒿素可以通过去除疟原虫,进而去除发热激活物,从而解热,提出"杜甫遇见屠呦呦",则原发病去除。可适当引入中医药物在发热治疗的科学史,包括水杨酸和青蒿素(屠呦呦由于在疟疾防控中的巨大贡献,获得诺贝尔生理学或医学奖)的发现使用,让学生体会到中华文化自信、科研自信。

（五）教学方法与工具

1. 教学方法

（1）线上、线下混合式教学法。课前提供教学目标和线上课程资源,学生通过了解目标和预习视频,初步理解发热的知识层面内容。课堂上教师进行要点讲解,学生就难点和拓展问题进行讨论,围绕专业知识目标和专业技能目标开展学习;课后学生通过思考题拓展学习,围绕专业技能目标和综合素养目标进行学习。

（2）问题为导向的教学法。以问题驱动,层层设问,引入本门课程的知识链及应用结合 PPT 课件、图示和实例进行启发式的讲解,让学生自主思考,主动进入教学内容的学习。课后思考题的拓展,锻炼学生自主学习能力,培养学生科学思维。

（3）课堂讲授＋讨论。在具体的教学过程中,结合课前预习内容和教师讲授的发热是否捂被子,提出问题:"发热为什么会有时相变化,相对的治疗措施是什么?"激发学生的学习兴趣,让学生通过讨论,强化知识学习与素养目的达成。

2. 教学工具

（1）线上课程:人卫慕课"病理生理学"。

（2）教学课件:PPT。

（3）在线实时互动平台:超星学习通。

（六）教学难点分析与对策

1. 体温上升期的机制和治疗

（1）难点分析:体温上升期时出现寒战和畏寒,为什么?

（2）教学对策:利用实例和动画,使同学们明确调定点先于体温升高,皮温降低导致畏寒,同时为了产热发生寒战,这是一个散热和产热的平衡过程。

2. 发热对机体免疫的影响

（1）难点分析:发热对免疫系统有双重作用,在不同的疾病中有不同的作用。

（2）教学对策:利用病例分析一定程度的体温升高可增强机体免疫功能,表现为吞噬细胞的吞噬活性增强;中性粒细胞的趋化活性增强,但持续高热可造成免疫系统功能紊乱。

二、具体教学过程

教学步骤和内容	教学方法和策略
课前 1. 观看人卫慕课"病理生理学"发热的部分视频。 2. 思考问题：发热需要捂被子吗？	1. 线上、线下混合式教学策略，通过线上预习，学生对基本知识框架有初步理解。 2. 问题为驱动的学习：思考题思考。
导入和前测 利用大众的热点问题"发热之后需要捂被子吗？"引出本章节内容。	问题为导向的方法，激发兴趣、启发思考，并引出本节学习内容，同时融入课程思政。
参与式学习 一、发热的概念（讲授＋讨论） 1. 发热（fever）是指在致热原作用下，体温调节中枢的调定点（set point）上移而引起的调节性体温升高，当体温上升超过正常值 0.5 ℃时，称为发热，也称为调节性体温升高。在此，要强调调定点上移是发热的根本原因。同时，通过提问，提出发热和体温升高是否一个概念的问题，引出过热概念。 2. 非调节性体温升高，又称为过热，此时调定点并未移动，但由于体温调节功能失调、散热障碍或产热器官功能异常，使体温被动性升高，其程度可超过调定点水平，这类体温升高称为过热（hyperthermia）。临床见于甲状腺功能亢进、全身性麻醉药使用（如氟烷、甲氧氟烷等）等导致的高热；散热障碍见于环境高温、先天性汗腺缺乏症等。讲解过热的目的是为了让学生更好地理解发热的概念。 二、发热时相（讲授＋讨论） 1. 利用杜甫的关于疟疾导致发热的古诗吸引学生的兴趣，引出对发热的时相的思考。 2. 结合图片，病例等详细讲解发热可分为以下 3 个时相： （1）体温上升期：由于体温调定点上移，使产热大于散热，中心体温开始迅速或逐渐上升，快者几小时或一昼夜就升至新调定点水平，有的需几天，此期称为体温上升期。因体温调定点上移，中心温度低于调定点水平。临床表现主要有畏寒、皮肤苍白，重者可出现寒战和鸡皮疙瘩。 （2）高温持续期：当体温上升到与新的调定点水平相适应的高度，就波动于较高的水平上，此	一、利用 PPT 展示概念中的关键和重点，然后围绕问题讨论 【问题1】体温升高一定是发热吗？ 【解释】不一定。 【问题2】鱼鳞病患者体温 41℃ 属于发热吗？ 【解释】不是发热，是过热。 概念强调：发热是调定点上调引起的，体温调节正常；而过热是由于体温调节异常导致。 二、此部分为重点学习内容 1. 结合疟疾的发病环节讲解整个发热的时相。 2. 通过温故知新，利用概念中调定点引入 3 个时相。 （1）利用动物畏寒时毛发竖立的例子讲解临床症状中的鸡皮疙瘩等。通过提问激发学生的兴趣，启发思考。 【问题1】体温上升期为什么有寒战？ 【解释】增加产热。 （2）通过临床表现和患者图片（注意患者隐私的保护）展示高温持续期的过程，同时利用疟疾等疾病的热型图对高温持续期有一个全面的认识。

教学步骤和内容	教学方法和策略
期称为高温持续期（persistent febrile period），又称为高峰期或高热稽留期（fastigium）。热代谢特点是中心体温与上升的调定点水平相适应，产热与散热在较高水平上保持相对平衡，故下丘脑不再发出"冷反应"冲动，寒战消失。主要临床表现为患者自觉酷热，皮肤发红、干燥。 （3）体温下降期：发热激活物、内生致热原及中枢发热介质被控制或清除，以及内源性降温物质或药物的作用，使体温调定点下降到正常水平，机体出现明显的散热反应。此期的热代谢特点是散热多于产热，故体温下降。体温下降可快可慢，快者几小时或 24 小时内降至正常，称为热的骤退（crisis）；慢者需几天才降至正常，称为热的渐退（lysis）。临床表现为出汗，皮肤比较潮湿。 3. 利用板书（表格和图片）形式对 3 个时相的调定点、产热散热和临床症状进行总结，培养学生归纳知识的能力。	【问题 2】高温持续期的持续时间多久？ 【解释】不同的疾病持续时间不同个，以疟疾的热型为例讲解。 （3）呼应开始导入的"发热捂被子"的问题进行讨论，加深同学们的印象。 3. 设计板书，对重点内容进行提炼、总结，使学生对内容有所归纳和思考，提高学习归纳能力。
三、发热时功能与代谢变化（讲授） 主要从不同系统对发热时机体功能和代谢改变进行讲解。 （1）循环系统。 （2）呼吸系统。 （3）消化系统。 （4）中枢神经系统。 （5）免疫系统。 （6）代谢变化。	三、利用 PPT 展示各系统代谢变化的同时，通过视频讲解体温与循环系统之间的关系。穿插病例分析：通过白血病导致发热的病例讲解发热与免疫系统之间的关系。
四、发热治疗原则（讲授＋讨论） （1）治疗原发病："当杜甫遇见屠呦呦"。 （2）发热的一般处理。 （3）必须解热的病例。	四、通过病例分析，与开始导入的疟疾病例相呼应，讲授并讨论治疗原发病的原则：使用青蒿素可以通过去除疟原虫，进而去除发热激活物，从而解热。所以当"杜甫遇见屠呦呦"，则原发病去除。融入科学史思政点：在中医学中，中草药治疗发热的科学史（水杨酸和青蒿素），以及青蒿素与诺贝尔生理学或医学奖。
五、发热最新研究进展 甲羟戊酸激酶缺陷造成胆固醇合成途径障碍，甲羟戊酸累积会诱导天然免疫反应，出现无菌性炎症，产生高热。他汀类药物可以通过抑制甲羟戊酸累积解热。	五、知识拓展，提高学生的科研素养：通过对文献"Bekkering S. et al. Cell, 2018, 172: 135 - 146"的介绍，引导学生主动思考发热研究及治疗策略更新。

（参与式学习）

（续　表）

教学步骤和内容	教学方法和策略
思考题	根据学习内容和拓展布置思考题 2 题 1. 发热体温上升期为什么有寒战？是否需要保温呢？ 2. 长期低烧的患者为什么消瘦？	思考题设计 1. 该题目为开放式讨论题目，同学们可以结合上课内容进行文献查询讨论，促进理论联系实际，提高解决实际问题的能力。 2. 结合授课内容，通过这一题目可对发热时功能代谢改变进行归纳总结，从而起到温故知新的效果。

参考资料	**参考教材** 1. McCance K L, Huether S E. Pathophysiology, the biologic basis for disease in adults and children[M]. 7th ed. Evolve. Elsevier.com, 2014. 2. Hammer G D, Stephen J M, Brooks G F, et al. Pathophysiology of disease, an introduction to clinical medicine//Tanetz, Melnick, & Adelberg's Medical Microbiology [M]. 26th ed cPhee, 7th ed [M]. McGraw-Hill Medical Publishing, New York：2014.

学生评价	本章内容以形成性评价为主，围绕教学目标设置以下评价活动： 1. 线上课程自主学习及思考题回答（课前）。 2. 线下教学中，课堂讨论参与度和回答问题次数及准确性，超星互动参与率及正确率（课中）。 3. 思考题思考及回答，线上平台课程内容小练习（课后）。

评教	1. 教学督导现场评教。 2. 教学团队同行评教。 3. 学生问卷线上评教。

本章重点词汇

1. 发热（fever）。
2. 调定点（set point）。

（贺　明）

第十八章

课堂教学设计案例3：腹外疝

一、教学基本情况

（一）教学案例基本信息

本案例教学内容：腹外疝，选自课程"外科学"，面向临床医学专业学生。

（二）教学背景

1. 学生知识背景

授课对象学生已具备了系统解剖学、局部解剖学、组织学与胚胎学和病理生理学的相关专业课程的知识储备，并且刚刚完成外科学总论部分的学习，对于创伤、感染、肿瘤、畸形和功能障碍五大类外科学疾病有了初步的认识。

2. 学生特点分析

本节授课对象为临床医学专业八年制学生，他们基础知识扎实、自学能力较强，对于书本上的知识点能够很快理解并掌握，但并不具备对外科疾病的直观认识。从书本到临床的过渡需要有经验的教师通过桥梁式讲解来辅助。更为重要的是，三年级的临床医学生对于知识点的学习热情占主导，较容易忽视人文素养和职业素养的培养，授课教师应在方向上予以潜移默化的引导。

3. 教学内容分析

在前期知识储备的基础上，授课对象学生对于感染类和肿瘤类疾病掌握更加快捷。对于腹外疝这一类型的疾病，在普外科亚专科里属于比较有自身特点的疾病，且在其他器官系统中较少出现可以类比的疾病，学生需要透彻理解其发病机制，以及其存在内在演变关系的临床分型，才能够掌握合理的临床治疗策略。这3部分内容在授课时需要重点讲授，并穿插课堂互动环节，以加强理解。

（三）教学目标

通过本章节的学习，学生应该能够在以下3个方面达成对应目标。

1. 专业知识

（1）能够准确描述腹外疝的定义要点及其内涵。

（2）列举腹外疝的发病机制和临床分型。

（3）归纳腹外疝疾病的治疗原则，不同类型腹外疝的治疗策略。

（4）查找归纳腹外疝微创手术的研究进展。

2. 专业技能

理解腹外疝疾病与疝疾病的从属关系。通过腹外疝疾病临床分型和治疗策略的动态变化，掌握临床动态观察、动态思考的方法论。

3. 综合素养

引入《说文解字》《儒门事亲》和《格致余论》等古代文化典籍和古代中医学经典专著涉及腹外疝的材料，介绍中华文化和中医学界对腹外疝疾病的认识和研究成果，培养临床医学专业学生的文化自信。

（四）教学思想

1. 基本教学理念

（1）坚持"以学生为中心"的教学理念，以"知识的传递和能力的提升"为主体，以"文化自信"为课程价值观导向。根据 BOPPPS 模型设计"课前-课中-课后"3 个环节融合混合式教学模式。

（2）教学目标对接临床思维能力培养，通过梳理病因学引导学生建立临床推理能力，通过介绍不同临床分型间的动态关联培养学生对疾病的动态思考能力。面对同一个临床问题的不同阶段，掌握相应诊疗策略，种下因人而异、个性化治疗的人文医学精神种子。

（3）教学内容以人民卫生出版社的统编教材为骨架，引入考古、历史、古文、中医学等相关领域的多维度素材丰富课程主体，将学术性、趣味性和思政性三位一体有机结合。

2. 课程思政元素融入

在介绍腹外疝概念时，征引东汉学者许慎于公元 100 年编著的《说文解字》的条目："疝，腹痛也，从疒，山声，切所晏。"引导学生充分认识，疝疾病是中华民族先贤独立观察发现的一类疾病，并有文字学的可靠证据。

在介绍临床分型节段，先征引元代学者朱震亨 1347 年成书的《格致余论》描写腹外疝的"或有形，或无形；或有声，或无声。有形如瓜，有声如蛙。"反映了古代医学专家在"望"和"闻"两个角度的细致实践，与现代医学的"视诊"和"听诊"的跨时空契合，引导学生建立临床实践时对体格检查的重视。征引金代学者张从正 1228 年编撰的《儒门事亲》对易复性疝的观察总结"狐疝，其状如瓦，卧则入小腹，行立则出小腹入囊中。狐则昼出穴而溺，夜则入穴而不溺。此疝出入，上下往来，正与狐相类也。"此种形象的描写，体现了古代医学专家不仅观察全面、细致，更经过思考，通过类比的方法进行总结，培养学生建立科学的总结方法和严谨的治学精神。伏笔通过金元四大家中两位中医大家的举例，潜移默化地在学生心目中树立中华民族的概念。

在学习本节内容时，通过中西对比，文史穿插，增加教学内容的趣味性和思政性。学生在掌握知识点的同时，可以同步扩大人文知识的广度、传承中华文化、坚定文化自信，在授课过程中贯彻习近平总书记"中医药是中华文明的一个瑰宝，凝聚着中国人民和中华民族的博大智慧"的核心观点。

（五）课程资源

1. 课堂教材

陈孝平，汪建平，赵继宗.外科学［M］.北京：人民卫生出版社，2018.

2. 课外阅读

（1）金斯诺斯，勒布朗.腹壁疝外科治疗学［M］.4 版.上海：上海科技出版社，2014.

（2）Townsend C. Sabiston textbook of surgery：the biological basis of modern surgical practice，21st ed. Boston：Elsevier，2021.

3. 参考文献

（1）中华医学会外科学分会疝与腹壁外科学组，中国医师协会外科医师分会疝和腹壁外科医师委员会.成人腹股沟疝诊断和治疗指南（2018 年版）［J］.中华消化外科杂志，2018，17(7)：645 – 648.

（2）Poelman M M，van den Heuvel B，Deelder J D，et al. EAES Consensus Development Conference on endoscopic repair of groin hernias［J］. Surg Endosc，2013，27(10)：3505 – 3519.

（3）Miserez M，Peeters E，Aufenacker T，et al. Update with level 1 studies of the European Hernia Society guidelines on the treatment of inguinal hernia in adult patients［J］. Hernia，2014，18(2)：151 – 163.

（4）Bittner R，Arregui M E，Bisgaard T，et al. Guidelines for laparoscopic（TAPP）and endoscopic（TEP）treatment of inguinal hernia ［International Endohernia Society (IEHS)］［J］. Surg Endosc，2011，25(9)：2773 – 2843.

（5）Bittner R，Montgomery M A，Arregui E，et al. Update of guidelines on laparoscopic（TAPP）and endoscopic（TEP）treatment of inguinal hernia（International Endohernia Society)［J］. Surg Endosc，2015，29(2)：289 – 321.

4. 网络资源

线上课程：人卫慕课"外科学"（http：//www.pmphmooc.com/＃/moocDetails？

courseID＝31362)。

（六）教学难点分析与对策

1. 腹外疝概念的界定与廓清

（1）难点分析：腹外疝疾病是疝疾病发生在腹部区域，且突出体表的特殊类型。

（2）教学对策：结合疝的概念，强调 3 个关键要素。再投射加上"腹"部、"外"突两个限制性条件。同时，列举腹部以外的脑疝，以及虽然同处腹部却并不向外突出的腹内疝，将两个概念的包含关系廓清。

2. 临床分型的区别与联系

（1）难点分析：腹外疝的四大临床分型虽然描述时是断面定义，但同时存在相互关联的演进过程。

（2）教学对策：通过一个临床真实案例，患者从门诊到急诊，最终被迫急症手术的案例，串联腹外疝疾病的动态演进过程，让学生透彻地理解腹外疝疾病随着腹壁缺损的逐渐扩大而不断升级的分型机制。

（七）教学方法与工具

1. 教学方法

（1）问题导向教学法：以问题驱动，引导学生课堂思考作答，引入本门课程的知识链。结合 PPT 课件、图示和实例进行启发式的讲解，培养学生的科学思维。

（2）情感驱动教学法：整合入中华文化精华与本节内容相关的部分，激发学生对课堂学习的活力，避免照本宣科；把适量中医文化融入课堂，激发学生的学习兴趣，建立学生对中华文化的深切认同感。

2. 教学工具

（1）教学课件。

（2）课堂板书。

（3）人卫慕课"外科学"。

二、具体教学过程

教学步骤和内容	教学方法和策略
课 前	1. 观看人卫慕课"外科学"各论视频。	1. "线上＋线下"混合式教学策略，以线上视频预习形式帮助学生构建知识框架。
	2. 思考：腹外疝是可以根治的疾病吗？	2. 问题驱动教学法：以思考题激发学习动力。

（续　表）

教学步骤和内容	教学方法和策略
导入 1. 文物图片展示、先导提问： 展示：《医学史》收录的古希腊文物泥俑图片、西班牙巴塞罗那考古博物馆陶俑图片。 问题：疝的英文名称为什么叫 hernia？ 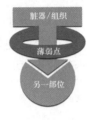 2. 讲授 结合疝的概念，归纳总结出"脏器/组织""薄弱点""另一部位"三大构建要素。再代入腹外疝的相关参数解析概念。	1. 图片展示，激发学生的发现兴趣，建立对腹外疝疾病的直观印象。结合提问，引导学生理解疝的英文术语 hernia 的词源含义与疾病形态的关联。 2. 首先建立疝疾病的"通用公式"，为整个外科学的学习奠定坚实的基础。再将此公式代入腹外疝的具体环境，得出"腹腔内"脏器/组织经过薄弱点，进入"腹壁外"部位的清晰概念。同时以脑疝、小网膜囊内疝为反例，帮助廓清腹外疝的概念范畴。
参 与 式 学 习 1. 讲授＋讨论 通过腹壁强度减弱、腹内压力增高两大维度讲授发病机制。 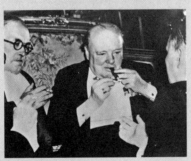 2. 讲授＋讨论 依照腹外疝疾病进展的三个阶段，讲解易复性疝、难复性疝、嵌顿性疝，以及在腹压瞬间急剧升高，导致疝环短时扩大，腹腔内容物突出腹壁外，随着压力的下降，疝环缩小，疝内容物无法回纳腹腔，且因为疝环压力压迫相关血管，导致疝内容物缺血、坏死的特殊类型——绞窄性疝。 过程中引入金元四大家中两位大家的著作：朱震亨的《格致余论》、张从正的《儒门事亲》分别对腹外疝的分型作出描述。	1. 讲授腹外疝疾病的"攻强守弱"发病机制，类比胃溃疡的发病机制。在讲解具体因素时，引导学生参与讨论，列举他们可能想到的因素，提升课堂参与度和互动性。与此同时，将英国前首相丘吉尔罹患腹外疝的重要病因——慢性咳嗽与戒烟的健康教育宣传相关联，在学生心中植入"健康中国"观念的种子，激励他们在日常生活中积极发挥劝导戒烟的作用。 2. 邀请学生上台，通过师生互动，模拟演示腹外疝的 4 种类型，增加课堂趣味性。并邀请参加演示的同学归纳 4 种临床分型之间的关系，帮助学生建立腹外疝疾病的病理生理学观念。 展示古代医学专家在"望"和"闻"两个角度的细致实践，与现代医学的"视诊"和"听诊"的跨时空契合，引导学生建立临床实践时对体格检查的重视。并建立对中华传统文化的尊敬和充分认可，建立"文化自信"。

（续　表）

教学步骤和内容	教学方法和策略
参 与 式 学 习	

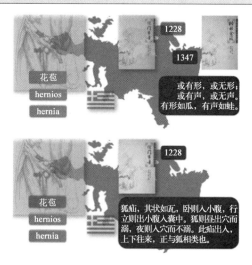

介绍这 3 种以人名命名的特殊疝，请学生推理这 3 种特殊疝的临床诊断和手术治疗时的风险。培养学生的融会贯通和临床逻辑能力。

进一步介绍"嵌顿性疝"的 3 种特殊类型：Richter 疝，Littre 疝，Maydl 疝。

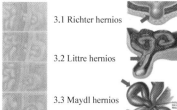

3. 讲授＋讨论

根据 4 种临床分型，讲解相应的临床治疗策略。① 易复性疝、难复性疝有等待观察、非手术治疗、择期手术三大选择。② 嵌顿性疝在决策手法复位还是急诊手术时，则需要依照具体的临床评估；手法复位需要注意指征、体位、手法和注意要点。③ 绞窄性疝则必须急诊手术治疗。

3. 建立具体问题具体分析的临床思维模式，引导学生在临床实践时要养成看过、问过、查过患者才能评估决策的好习惯。讲解不同类型的腹外疝相应的治疗策略，熏陶学生建立"个性化治疗"的理念。

4. 讲授＋讨论

依照历史演进顺序讲解手术治疗的几个重要阶段：从早期的"任性切"，到近代的"解剖补"，再到现代科学的"无张补"和"微创补"。

4. 邀请学生评价不同历史时代的手术治疗，为学生树立正确的手术治疗观：非必要不手术；患者获益最大化，损伤最小化的现代手术观念。

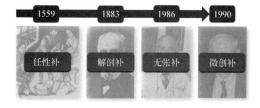

（续　表）

教学步骤和内容	教学方法和策略
思考题 课后思考题　患者，92 岁老年男性，COPD 病史，心功能 Ⅲ级，确诊嵌顿性腹股沟疝，先选择何种治疗策略？	培养学生将患者作为一个整体的"人"看待。首先评估"能不能"承受手术，评估手术禁忌证；再评估临床治疗策略，选择非手术治疗策略还是手术治疗策略；如需手术后，再决定选用何种术式。引导学生贯彻"人民至上、生命至上的"思想观念。
小结 1. 相关概念　疝、腹内疝和腹外疝。 2. 发病机制　腹壁强度降低；腹内压力增高。 3. 临床分型　易复性、难复性、嵌顿性和绞窄性；Richter H、Littre H、Maydl H。 4. 治疗策略　观察、手术（择期/急诊）、手法复位。	结合课堂板书，标示小结涵盖的知识要点架构。

板书设计

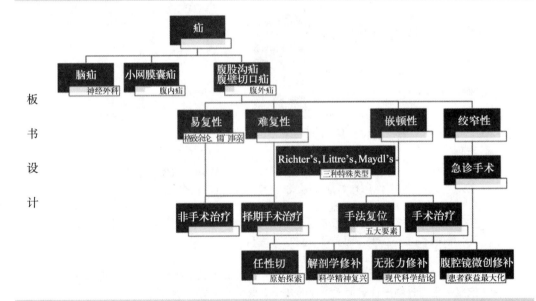

学生评价	本节内容以形成性评价为主，围绕教学目标设置以下评价活动： 1. 线上自学及思考题回答（课前）。 2. 课堂教学讨论参与和回答（课中）。 3. 思考题思考及回答（课后）。
评教	1. 教学督导现场评教。 2. 教学团队同行评教。 3. 学生问卷线上评教。

（**续 表**）

教学步骤和内容	教学方法和策略
本章重点词汇 1. 疝（hernia）。 2. 绞窄性疝（strangulated hernia）。 3. 无张力疝修补（tension-free hernia repair）。 4. 腹腔镜腹股沟疝修补术（laparoscopic inguinal hernia repair，LIHR）。	

（**乐 飞**）

第十九章

课堂教学设计案例 4：理中丸

一、教学基本情况

（一）教学案例基本信息

本案例教学内容：理中丸，选自课程"方剂学"，面向中药学专业学生。

（二）教学背景

1. 学生知识背景

学生已具备了一系列先修课程包括中医基础理论、中医诊断学、医古文、正常人体解剖学、药用植物学、无机化学、生理学、有机化学、生物化学、中药学、基础药理学、中药药理学、药理学与中药药理学实验、国学智慧、语言与文化、中药古典文学、微生物与人类健康等相关知识。

2. 学生特点分析

本次授课对象为中药学二年级学生，他们思维活跃、自学能力强，有很强的求知欲，已初步具备基于已学的知识分析新方及遣药组方的能力；然而，中药专业学生尚未专业学习过《伤寒论》《金匮要略》和《黄帝内经》等中医经典著作，且缺乏临床实践经验，在面对新疾病或新方时，需要教师的实际引导，有助于学生中医思维、科学思维和专业素养的提升。

3. 教学内容分析

本次教学内容为理中丸，其中理中丸的配伍意义和配伍特点为重点内容，理中丸的病证分析为难点内容，理中丸的临床运用和现代药理学为延伸拓展内容。在教学过程中以方名文化、原文作为切入点，以"理-法-方-药"为知识点间的连接，层层递进，采取不同的策略解决重难点教学问题，并进行适当拓展。

（三）教学目标

通过本章节的学习，学生应该能够在以下 3 个方面达成对应目标。

1. 专业知识

（1）陈述理中丸的组成。

（2）列举理中丸的功用。

（3）辨析理中丸的病证分析、治法和配伍意义。

（4）归纳理中丸的主治和配伍特点。

（5）比较理中丸与人参汤的异同点。

（6）拓展理中丸的临床运用和研究进展。

2. 专业技能

（1）自主学习能力。通过对源于《伤寒论》的理中丸和源于《金匮要略》的人参汤异同点的不同解读，提高学生中医辩证思维的能力。

（2）实践创新能力。独立查阅理中丸的最新研究进展，思考理中丸古为今用的科学价值，锻炼文献搜索能力和辩证分析科学问题的能力。

3. 综合素养

（1）科学素养。读懂理中丸的配伍规律和科学机制，传承精华、守正创新，培养学生的逻辑思维能力和批判性思维。

（2）人文素养。读懂理中丸所蕴含的中华民族厚德载物、生命至重的人文关怀，体悟经方的辩证思维和灵动之魂，品味大医精诚和仁心仁术的杏林思想，坚定文化自信，形成中医药传承的责任意识。

（四）教学思想

1. 基本教学理念

（1）教学理念融入了 Kolb 经验学习圈理论等部分教学环节和步骤，特别关注学生的学习是否达到教师预先设计的目标——辨析理中丸的配伍特点和病证分析，在教学设计时重点考虑目标-评价-教学活动设计的一致性。

（2）教学目标遵循中医药发展规律，紧密结合国家需求与生物医药发展，让传统经方理中丸与现代生物学技术相交融，传承精华，守正创新。面对新问题，创制新方，解决新病，提升学生们的使命感和责任感。

（3）教学内容源于教材，但不拘泥于教材，将医学与人文相结合、博学与医德相结合，引领学生懂古方之理、赏古方之美和悟古方之魂。自从张仲景创立此方以来，后人对此评价很高，在此方的基础上已演化出了不少方剂。掌握了经方，以它为参照就能更好地学习其他一系列的相关方剂，从而更好地了解温补结合、异病同治等中医学特色。

（4）教学课堂以学生为本，引经据典，从《伤寒论》原文到最前沿的理中丸科研进展，在提问中层层推进，激发学生对理中丸的兴趣和主动学习的积极性，培养学生的思考能力，使学生听得懂、记得住、会运用。

2.课程思政元素融入

课程在教学设计中,以习近平新时代中国特色社会主义思想为指导,通过本课程的讲解,引导学生自觉地学习习近平总书记关于中医药重要论述的观点与方法,传承中华文化,坚定中医药自信。课程在授课过程中将全程贯穿习近平总书记"中医药是中华文明的一个瑰宝,凝聚着中国人民和中华民族的博大智慧"的核心观点。本课程内容将从理中丸的方名文化和原文入手,作为课程思政的素材融入,结合具体内容、课后材料以及预设思考题的思考学习,来实现课程思政的教学目标。

(1)通过方名文化启发学生思考,让学生感悟中医学文化的内涵。

(2)理中丸源自张仲景著《伤寒论》一书,《伤寒论》把医学理论与临床经验有机结合,理法方药俱全,在中医学发展史上具有划时代意义。从原文入手,感受经方是中医学继承发扬的基础,体悟医圣张仲景既有深邃的思想,又有扎实的实践,透发出超越时代的非凡魅力。

(3)理中丸是治疗中焦脾胃虚寒证的代表方,有四味中药。四味中药对应了方剂君、臣、佐、使的基本功能,是基础方剂的一种典型结构。理中丸在理论上强调"阴阳五行"和"天人合一",是中华传统文化和合致中、道法自然的哲学智慧的具体体现。

(4)理中丸是张仲景创制的经方之一,历久弥新。它所强调的"辨证论治"和"三因制宜",是中华民族立象尽意、因时而变的特有思维方式的具体体现,对当前治疗慢性胃炎有很强的借鉴意义。

(5)通过开放性讨论题,引发学生对古方今用的思考,希望学生能够传承精华、守正创新,激发学生对中医药的热爱;并鼓励学生立鸿鹄志,做奋斗者,努力攀登科学高峰,增强传承中医药的责任意识。

(6)中医药学重视整体认知、时间演进,强调从系统、宏观的角度揭示人类的疾病与健康的规律,成为人们治疗疾病、健体强身、养生延年的重要手段。通过讲述这一方剂,使学生了解到中华文化的源远流长、灿烂辉煌。同时,中医药学在医德上倡导"仁心仁术"和"大医精诚",也是中华民族厚德载物和生命至重的人文关怀精神的具体体现。

(五)教学方法与工具

1.教学方法

(1)疑问式教学法。以学生为主体,以问题为基础(以"什么是'理中'?""为什么本方以'理中'命名?有何含义?"),引入本门课程的知识链,结合 PPT 课件、理中丸的四味中药的图示和实例进行启发式的讲解,让学生自主思考,得到答案。

(2)讲授式教学法。通过提问直观地展示课程内容,激发学生的学习兴趣,创造与学生讨论的语境,让学生在学习过程中有参与感,由被动学习转为主动学习,自主构建知识体系。

（3）情感式教学法。紧密结合当前的热点问题和国家需求以及生物医药发展，把理中丸与现代生物学技术相交融，把中医学传统文化融入课堂，调动学生学习的主观能动性和积极性。

（4）线上、线下混合式教学法。课前提供教学目标和线上课程资源（人卫慕课：http://www.pmphmooc.com/#/moocDetails?courseID=32068），学生通过视频，初步了解理中丸的知识层面内容。课堂上教师从"理法方药"逐一讲解，学生就重点和难点进行讨论，围绕专业知识目标和专业技能目标开展学习；课后学生通过思考题拓展学习，围绕专业技能目标和综合素养目标进行学习。

2. 教学工具

（1）PPT 多媒体：最主要的教学手段，运用文字、图片和动态图展示重要概念。同时，通过大量和不同难度层面的问题（主要以记忆型、促进理解型、应用型、逻辑应用型和情感型问题为主）对学生进行引导。

（2）板书：关键字的提示、逻辑关系的梳理、主题思想的呈现。

（3）互动式学习：根据教学设计设置多个情景式问题，训练学生的逻辑思维。

（4）课前预习：提供理中丸相关教学资料，要求学生认真做好课程预习。

（5）课后拓展：提供理中丸文献资料，学生可根据个人兴趣自主延伸学习。

（6）人卫慕课在线课程：辅助预习和复习。

（六）教学难点分析与对策

1. 理中丸的病证分析

（1）难点分析：理中丸是《伤寒论》中治疗中焦脾胃虚寒证的代表方，后世医家在此基础上，不仅将理中丸用于治疗脾胃虚寒证，而且还应用于中焦阳虚出血证、中焦虚寒之胸痹、小儿慢惊、病后喜唾涎沫以及霍乱等。理中丸既有传承，又有创新，蕴含着中医药学灵动的辩证思维，只有从理论高度认识理中丸的病证分析，才能够具备临证处方的基本能力。因此，理中丸的病证分析是理法方药中的重要环节，授课对象需具备扎实的中医学功底。但是，中药学二年级学生仅学过中医学基础理论和中医学诊断学，缺乏中医学经典和中医学内科的相关中医学理论体系；同时缺乏相关的临床实际操作经验。所以，这一部分对于学生来说，是较难理解和掌握的，需要教师进行详细讲解。

（2）教学对策：针对授课对象缺乏相关的中医学背景知识这一特点，教师在授课期间，主要以疑问式教学法和讲授式教学法为主，辅以 PPT 动画和肢体语言，互动式提问和讲解"中焦脾胃虚寒证"所相对应的临床症状，层层推进，构建起学生从《伤寒论》原文到现代临床症状的思考能力。

2. 理中丸的配伍意义和配伍特点

（1）难点分析：组成理中丸的四味中药不是简单的同类药物的罗列凑合，更不是同效药物的相加堆砌,而是在辨证论治的基础上,选择适当的药物配伍而成。方中干姜辛热,温中焦脾胃,助阳祛寒,为君药。人参益气健脾,培补后天之本助运化为臣药;白术健脾燥湿为佐药。炙甘草益气和中,缓急止痛,调和诸药为使药。四药合用,温中焦之阳气,祛中焦之寒邪,健中焦之运化,吐泻冷痛诸症悉可解除,故方名"理中",成为早期的经典名方。

本方以治疗中焦脾胃虚寒证为主,为何在用温里药的同时,还配伍了补益药,它们之间有何联系? 体现何种配伍意义和配伍特点? 体现何种治法? 这一系列问题乃是方剂的核心,为本课程的重点,需详细解析。

(2)教学对策:针对学生前期基础理论的掌握情况,在讲解中主要通过讲授式教学法、疑问式教学法和情感式教学法,配合 PPT 和板书,强调配伍意义和配伍特点,同时结合中医学文化思想,欣赏方剂之美,感悟方剂之魂。① 结合脾胃的生理特点和生理功能,理解"脾为阴土,喜燥而恶湿";中阳不足,湿浊内生,故佐以苦温性燥之白术,燥湿浊,运脾气,体现中医治未病中"既病防变"的中医学术思维,让学生感悟中医的大智慧。② 通过引导学生回忆前期课程中药学中甘草的功用,给学生讲解。如在此方中,甘草除了调和诸药外,一是助人参、白术补脾益气;二是与干姜相配,辛甘化阳,以增强温阳散寒之力;三是缓急止痛。让学生感受到中医学灵动的辨证思维。③ 干姜的"温"、人参的"补"、白术的"燥",开创了"温-补-燥"治疗中焦虚寒证的先河,发挥了"1+1+1>3"的临床疗效,体现了中医学"和"的学术思想;且用现代药理学理论依据支撑理中丸遣药组方的特点。

二、具体教学过程

	教学步骤和内容	教学方法和策略
课前	1. 观看人卫慕课"方剂学"中理中丸的视频。 2. 思考问题:理中丸为何可以治疗不同种类的疾病?	1. 线上线下混合式教学策略,通过线上预习,学生对基本知识框架有初步理解。 2. 问题为驱动的学习:布置思考题。
导入和前测	1. 问题导入 【问题1】"什么是'理中'?""为什么本方以'理中'命名? 有何含义?" 2. 知识拓展 呈现《伤寒论》原文:"霍乱、头痛、发热、身疼痛、热多欲饮水者,五苓散主之;寒多不用水者,理中丸主之"(源于《伤寒论》第386条)。 3. 提问 【问题2】寒多不用水者会出现什么样的临床症状?	1. 通过方名文化,激发学生对本方的学习兴趣,导入新课程理中丸。 2. 让学生从原文获取此方的关键信息,同时感受经方是中医学继承发扬的基础,体悟医圣张仲景既有深邃的思想,又有扎实的实践,透发出超越时代的非凡魅力。 3. 提出问题,引发学生思考,发挥学生思考的主观能动性,进入下一环节学习。

（续　表）

教学步骤和内容	教学方法和策略

参　与　式　学　习

一、理中丸的病证分析、主治和治法（讲授＋讨论）

1. 讨论

（1）原文中的"霍乱"在中医学里是指什么疾病？

（2）中焦虚寒证会出现什么样的临床症状？

（3）何谓胸痹？

（4）为什么病后喜唾涎沫？

（5）根据中焦脾胃虚寒证的临床症状，结合原文，如何治疗？体现哪些治法？

2. 可能出现的问题预判

（1）学生缺乏一定的中医学背景知识

● 可能遇到情况：如果学生提出类似问题，例如，"唾和涎的区别？唾和涎分别归属的五脏是什么？"

● 解决方案：引导学生回忆所学内容，结合中医学基础理论"五行学说"，探讨五脏与五液的关系。

（2）学生缺乏中医学临床实践

● 可能遇到的情况：如果学生提出类似问题，例如，何谓"寒者热之，治寒以热"？

● 解决方案：引导学生从《黄帝内经》原文出发，同时结合中医学基础理论中寒与热的概念和方剂学总论中治则与治法的概念，说明"寒者热之，治寒以热"的实际意义，层层推进，帮助学生构建从《伤寒论》原文到现代临床症状的思考能力。

3. 小组讨论：请同学们归纳总结理中丸的主治和治法

二、理中丸的组成、配伍意义和配伍特点（讲授＋讨论）

1. 展示理中丸组成的中药照片，且复习这些中药的功效。

2. 讨论

（1）面对"中焦脾胃虚寒"问题，为何在用温里药的同时，还配伍了补益药？体现何种配伍特点？有无现代药理学支撑？

（2）前面在针对临床症状-治法-用药讨论时，会运用到很多中草药，为何张仲景选用这四味中草药来治疗中焦脾胃虚寒证呢？

（3）人参补气、黄芪补气，在此方是否能用黄芪代替人参？

（4）为何加甘草？除了调和诸药的功用外，有无其他作用？

（5）中药药性有四气五味，那么人参、甘草、白术的药性共性是什么？

一、这部分为教学难点内容，也是后面理解和应用的基础，主要强调理中丸"理-法"相关性。

（1）教学内容源于课本但不拘泥于课本，将《伤寒论》原文，《黄帝内经》对医理的论述与临床实践相结合，引导学生思考，培养中医学辨证思维。

（2）引经据典，在 PPT 上用动画层层递进，互问互答，理解此方治疗霍乱的由来，中医学对"胸痹"的理解及治法的由来。

（3）引导学生回忆寒邪的致病特点和中焦的生理学功能，结合临床案例，引导学生发散思维。运用生活案例"锅下无火，水谷分离"来形容中焦感受寒邪失去温化后出现的临床症状，以此加深没有临床实践的学生的理解。

（4）引导学生从"方从法出，法随证立"的角度思考，培养从"症-证-法-方"的思考能力。

（5）针对学生在学习中可能出现的问题，做好预案课堂答疑。并根据学生提出问题的实际情况，明确课堂上下一步需要解决的关键性问题。

二、这部分是本课的重点内容

主要强调该方的组成、配伍意义和配伍特点，并结合中医学文化思想，欣赏方剂之美，感悟方剂之魂。

（1）结合学生已学课程中药学和药用植物学，在 PPT 上展示这些中药的照片，刺激回忆。

（2）在 PPT 上用动画层层递进，互问互答，结合《本草纲目》对方中四味中药的描述，分析理中丸的用药特色、历代用药规律和药物与药物之间的配伍特点，这部分以讲解为主。通过讲解，丰富学生的直接感知，加深学生理解，巩固已学知识。

（3）通过物质与能量关系，解析人参和黄芪同为补气的异同点。

（续　表）

教学步骤和内容	教学方法和策略
（6）这四味中药在此方中如何体现方剂基本配伍结构"君、臣、佐、使"的呢？这四味中药体现了哪些配伍特点？ 3. 可能出现的问题预判 （1）学生存在基础不扎实、知识生疏 ● 可能遇到情况：如果学生提出类似问题。例如，"理中丸中有人参补气健脾，为何还用益气健脾的甘草，仅仅只是为了发挥调和诸药的作用吗？" ● 解决方案：从甘草的功用切入，给学生讲解。在此方中，甘草除了调和诸药外，一是助人参、白术补脾益气；二是与干姜相配，可辛甘化阳，以增强温阳散寒之力；三是缓急止腹痛。让学生感受到中医学灵动的辩证思维。 （2）学生存在逻辑不清晰、缺少思路 ● 可能遇到情况：如果学生提出类似问题。例如，"中焦脾胃虚寒证中为何配伍苦温性燥之白术?" ● 解决方案：引导学生结合前期课程中医学基础理论中脾胃的生理学功能，同时回忆前期课程中药学中白术的功用，脾为湿土之脏，喜燥而恶湿，中阳不足，湿浊内生，故佐以苦温性燥之白术，燥湿浊，运脾气，体现治未病中"既病防变"的中医学大智慧。 4. 从现代药理学角度解析理中丸遣药组方特点	（4）通过讲解理中丸的配伍特点、中医学特点、中医学文化等内容，在课堂上融入思政元素，将立德树人潜移默化于课堂之中，努力实现知识传授、能力培养与价值引领的有机统一。 （5）针对学生在学习中可能出现的问题，做好预案课堂答疑。并根据学生提出问题的实际情况，明确课堂上下一步需要解决的关键性问题。 （6）结合学生专业特点和未来职业，从中药药性、中药功效和现代药理学多维度解析方剂遣药组方的特点，让学生在原有基础上推导新知识，自主构建知识体系。

参
与
式
学
习

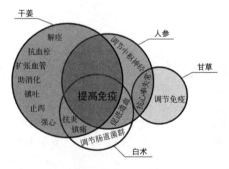

5. 小组讨论：请同学们归纳总结理中丸的遣药组方规律和中医药文化内涵。

三、理中丸的临床运用（讲授＋在线互动）

1. 互动式提问

（1）理中丸的临床运用有哪些？所有患者能使用吗？哪些人需要禁用？

（2）胃炎患者都能使用理中丸吗？同为中焦脾胃虚寒证，若虚寒较甚，若呕吐较甚，若腹泻较甚，如何进行临证加减？

三、理中丸临床运用的讲授

主要围绕理中丸现代临床运用范围，以"腹痛"为例，有六大证型，让学生理解中医学看病需要"辨病论治"，更需要的是"辨证论治"。

（1）临证加减是中医学特色，结合已学《中药学》知识，进行合理的临证加减。

（续　表）

	教学步骤和内容	教学方法和策略
参与式学习	（3）理中丸治疗胃炎是否具有现代药理学研究的支撑？ 2. 讲授 （1）运用范围：脾胃虚寒证者，如急慢性胃肠炎、胃及十二指肠溃疡、胃痉挛及慢性结肠炎等。 （2）使用注意：阴虚内热者慎用。 （3）临证加减：若虚寒较甚者，加附子、肉桂以增强温阳祛寒之力；呕吐较甚者，加生姜、半夏降逆和胃止呕；腹泻较甚者，加茯苓健脾渗湿止泻。 （4）理中丸治疗胃炎的现代药理学研究。 四、理中丸的研究进展（讲授＋开放式讨论） 1. 理中丸对后世的贡献 2. 展示理中丸的最新研究进展 3. 学术问题（自由讨论及辩论） （1）理中丸和人参汤，药味数一样，药量数一样，但是剂型不一样，那么在科学研究过程中，剂型的改变是否会影响对科学价值的客观评判？ （2）理中丸是否是多靶点、多层次和多成分共同发挥的作用？如何建立相应的实验模型进行以方测证？	（2）通过对药物药性的分析，解析理中丸临床用药的注意事项。 四、理中丸开创了“温-补-燥”中焦虚寒证之先河，随着历代医家临床实践，拓展了它的临床用药范围，出现“附子理中丸”和“连理汤”，看似新方，实则源于本方。带领学生站在学术前沿，理中丸通过调控肠道微生物群及其代谢产物，从而改善溃疡性结肠炎；增强学生传承中医药的责任意识。 在对理中丸的研究过程中依然出现不少难点，鼓励学生去思考，在未来中医药道路上勇攀高峰，突破瓶颈。
思考题	根据学习内容和拓展布置思考题2题 1. 理中丸和人参汤药味一样，剂量一致，唯剂型不一，却治疗不同的疾病，从“剂型-溶出度-生物利用度”角度，思考理中丸和人参汤治疗不同疾病的潜在作用机制。 2. 纵观理中丸的历代医案，其运用广泛，可以治疗呕吐、腹泻、便血、衄血、崩漏、胸痹、小儿慢惊和病后涎唾等疾病，从“理-法-方-药”角度，思考理中丸治病求本的科学价值；并思考理中丸是否可以治疗新型冠状病毒感染？早期、中期、晚期，还是恢复期？若可以，将如何运用并解析其原因。 两道思考题要求学生思考后回答，以电子版形式上传人卫慕课平台讨论区。	思考题设计 1. 理中丸源于张仲景《伤寒论》，人参汤源于张仲景《金匮要略》，两张方出自同一医家，为何取名不一、治疗疾病不一，以此引发学生思考，古人是如何解释的？现代科学又是如何分析的？希望学生不仅能够传承精华、守正创新，同时感受到中医药的博大精深和传承中医药的责任意识。 2. 引导学生阅读相关文献，思考方剂学学科“卡脖子”问题（即中医学发展挑战问题），鼓励学生立鸿鹄志，做奋斗者，努力攀登科学高峰。同时，以当下新冠疫情为例，结合“整体观”“辨证论治”“异病同治”的中医学核心思想，以此激发学生对中医药的热爱。
小结	1. 带领同学们一起背诵理中丸的汤头歌诀。 2. 总结 （1）用一句话总结：温中补虚，治疗脾胃虚寒第一方。 （2）用一个字总结：和。	1. 汤头歌诀中包含理中丸的组成、功效、主治及配伍特点，以此作为理中丸的小结。 2. 歌诀凝练整张方的精华，且在字里行间中流露出中医学文化思想和中华文化思想，融入思政元素，强化学生的知识记忆，更好地理解本节课的知识要点。

（续　表）

教学步骤和内容	教学方法和策略

参考资料和文献

参考教材

1. 陈德兴,文小平.方剂学速记[M].上海：上海科技出版社,2012.
2. Volker S, Dan B, Andrew E, et al. Chinese herbal medicine formulas & strategies[M]. 2nd ed. Eastland Press, Seattle：2010.
3. 陈潮祖.中医治法与方剂[M].北京：人民卫生出版社,2004.

参考文献

1. Zou J F, Shen Y M, Chen M J, et al. Lizhong decoction ameliorates ulcerative colitis in mice via modulating gut microbiota and its metabolites[J]. Appl Microbiol Biotechnol,2020,104 (13)：5999 - 6012.
2. Zhao N, Zhang W D, Guo Y M,et al. Effects on neuroendocrinoimmune network of Lizhong pill in the reserpine induced rats with spleen deficiency in traditional Chinese medicine[J]. J Ethnopharmacol,2011,133(2)：454 - 459.
3. Zhen Z, Xia L, You H, et al. An integrated gut microbiota and network pharmacology study on Fuzi-Lizhong pill for treating diarrhea-predominant irritable bowel syndrome[J]. Front Pharmacol,2021,12：746923.
4. 杨桢;高琳;赵红霞,等.热敏通道理论与理中丸的温中散寒机制[J].中医药信息,2014,31 (6)：33 - 35.
5. 徐宁阳,任路,谷松,等.“建中-理中-补中”代表方在临床治疗双心疾病中的应用[J].中华中医药学刊,2022.
6. 张姗姗,姚梦雪,洪燕,等.炮制-配伍对理中丸方水煎液指纹图谱影响研究[J].中国现代中药,2019,21(1)：104 - 110.

学生评价

本章内容以形成性评价为主,围绕教学目标设置以下评价活动：
1. 线上课程自主学习及思考题回答(课前)。
2. 线下教学中,课堂讨论参与度和回答问题次数及准确性,智慧树互动参与率及正确率(课中)。
3. 思考题讨论及线上平台(人卫慕课网站)本课程内容练习题(课后)。

评教

1. 教学督导现场评教。
2. 教学团队同行评教。
3. 学生问卷线上评教。

本章重点词汇/语句

1.《素问·阴阳应象大论》：“形不足者,温之以气；精不足者,补之以味”。
2.《汤液本草·东垣用药心法》：“汤者,荡也,去大病用之；……丸者,缓也,舒缓而治之。”
3.《素问·六元正纪大论》：“太阴所至,为中满,霍乱吐下。”
4.《诸病源候论·霍乱病诸候》：“霍乱,言其病挥霍之间,便致撩乱也。”
5.《类证治裁》：“胸痹,胸中阳微不运,久则阴乘阳位而为痹结也。”
6. 温补之中,兼以燥湿。
7. 寒者热之,治寒以热。

（沈凯凯）

第四篇

实践教学设计

第二十章　实践教学设计概述

教育部等部门《关于进一步加强高校实践育人工作的若干意见》（教思政〔2012〕1号）中指出：要切实改变重理论轻实践、重知识传授轻能力培养的观念，注重学思结合，注重知行统一，注重因材施教，以强化实践教学有关要求为重点，以创新实践育人方法途径为基础，以加强实践育人基地建设为依托，以加大实践育人经费投入为保障，积极调动整合社会各方面资源，形成实践育人合力，着力构建长效机制，努力推动高校实践育人工作取得新成效、开创新局面。该文件的颁布为高等院校特别是医学院校的实践育人工作指明了方向。

一、实践教学的优势

医学的本质是"人学"。美国生命伦理学家佩雷格里诺在《医疗实践的哲学基础》中指出："医学是人文科学中最科学的，是自然科学中最人道的。"因此，对于医学院校而言，做好实践育人工作显得尤为重要。对医学理论教学与实践教学进行比较，后者至少有以下几个优势。

（1）实践教学突出主体性，有助于学生主动建构科学的知识体系。

（2）实践教学突出手脑并用，有助于培养学生理论联系实际的作风、严谨求实的科学态度和独立解决科学问题的能力。

（3）实践教学突出研究与探索，有助于学生学会综合调查、分析测试、方案设计、撰写报告，培养学生的创新意识和能力。

（4）实践教学突出综合设计和多元分析，有助于提高学生的综合科学素质与创新设计能力。

（5）实践教学突出知、情、意、行的高级复合作用，有助于增强学生的社会责任感，提升社会发展力和综合竞争力。

二、实践教学体系的元素

那么，如何发挥好实践教学的优势呢？笔者认为建构完善的实践教学体系是关键。以临床医学专业为例，实践教学体系至少包括以下元素。

(1) 基础医学实验教学，包括课内和课外实验。课内实验又包括系统与局部解剖学实验、医学形态学实验、医学功能学实验、病原生物学实验、细胞与分子生物学实验，以及以探究为基础的学习(RBL)和科研轮训等，通过线下的真实实验与线上的虚拟仿真实验实现。课外实验主要为大学生科创计划。

(2) 临床实践教学，包括临床实践训练(以模拟人为主的操作训练)、器官系统课程中开展的床边见习、各科室轮转实习(含内科、外科、妇产科、儿科及其他临床科室实习)。

(3) 社会实践训练，包括党团活动、暑期社会实践、军训、志愿者服务等。据统计，临床医学专业理论课总学时约为 11 640 学时，而实践课总学时达 21 191 学时，即理论课与实践课之比约为 1∶2，同样表明实践教学在临床医学专业人才培养中的重要地位。

本篇围绕实践课程体系中的几个关键环节展开，首先介绍虚拟仿真教学概况，然后介绍实践教学设计的 5 个案例，包括虚拟仿真实验、病原生物学实验、分子与细胞生物学实验、外科学见习和社会实践。希望通过上述案例分析，提高青年教师的教学设计能力和实践教学能力。

（顾鸣敏）

第二十一章

虚拟仿真教学概述

虚拟仿真实验教学作为一种将虚拟仿真实验与体验式学习相结合的教学方法，不仅扩展了信息技术在传统教学上的应用，使教学环境不再局限于课堂上，而且能将各种线下教学要素集中在线上虚拟仿真实验平台上，以学习者知识技能为基础，生成符合学习者个性特征的教学过程，因而是比传统实验教学更适合教育信息化背景下的新教学模式。

一、虚拟仿真与虚拟仿真实验

1. 虚拟与仿真的定义

虚拟（virtual）是指通过计算机等手段实现"类实物"场景或物体的一种技术。该技术所呈现的场景或物体通常要在计算机屏幕上显示。虽然实物的逼真影像虚拟是对真实世界"形态"的再现，但仅是"影像"，而不是实物。

仿真（simulation）是一种实验技术，包括仿真建模和仿真实验两个部分。通过构建特定的"模型"（含真实的物体或计算机中的虚拟物体），以期模仿真实世界的关键特征。利用仿真模型就能开展科学实验，解决理论与应用问题。

简言之，虚拟一定没有目标实物，而仿真则有实物模型。虚拟仿真就是用一个虚拟的系统模仿另一个真实系统的技术。换言之，虚拟仿真是一种可创建、可参与和可体验虚拟世界的计算机系统。

2. 虚拟仿真实验教学的定义

虚拟仿真实验教学是将虚拟实验技术与体验式教学相结合，由学习者借助人机交互界面调节虚拟实验中的参数变量，通过观察、总结和归纳计算机仿真模拟结果，并从中获取相应的知识与技能。具体而言，虚拟仿真实验教学主要包括人-机交互界面、虚拟场景（或情景）、知识库和可视化输出 4 种成分。其中知识库成分和虚拟场景最为重要。知识库成分是由经验丰富的教师结合教学计划、教学目标和教学内容设置完成的,是人类赋予虚拟仿真系统知识经验的过程。而虚拟场景的设计与建构既需要人类经验的参与,使其符合人类工效学,也需要基于各种智能算法和机器学习的计算模型的参与,使虚拟场景不仅是现实环境的忠实再现,还要对内置的知识技能实现高度加工和抽象化,让学习者以身临其境的方式体验到栩栩如生、能够活学活用的知识技能。因此,虚拟场景成分关系整个仿真系统的模拟效果,是虚拟仿真实验教学的核心组成部分。

3. 虚拟仿真实验教学的特征

虚拟仿真实验教学的主要特征如下。① 仿真性:能对教学内容和实验场景进行高仿真模拟与构建,保证学生完成真实实验中做不到、做不了、做不好和做不上的实验,换言之能完成真实实验中高危、高成本、高复杂性、不可及和不可逆的实验。② 交互性:与动画、视频、微课相比具有更好的体验性、感知性、交互性和沉浸性的特征。③ 规范性:能按规范、标准的方式研发软件、讲授知识和训练技能。④ 自主性:学生通过实验能体验到学习的自主性和多样性,激发他们探究科学问题的好奇心和兴趣,并以体验的方式增强对知识体系的理解程度,从而达到学习和教学事半功倍的效果。⑤ 开放性:能全时段、全地域和全人群获取,对学习者没有门槛。⑥ 灵活性:学时灵活、方式灵活和地点灵活。⑦ 共享性:具有资源共享和系统循环利用的特征,不需要消耗实验器材,能节省大量在真实实验中需要花费的时间、人力和物资成本。⑧ 变革性:既有静态模型(包括二维平面和立体模型的建构)和虚拟动画,又有仿真软件和软硬件交互程序,形成了"互联网⁺"实验教学新范式。

尽管虚拟仿真实验教学有着比传统实验教学不可比拟的优点,但也并非十全十美,仍存在以下不足:① 对实践操作能力的扎实培养不够;② 难以实现真实场景中的手、眼和脑的协同;③ 虚拟仿真仪器阻断了信息的全方位传递,缺乏生动性;④ 实验效果的评价难以定量;⑤ 研发成本过高,而且随着仿真度的增加而增高;⑥ 不同平台、不同系统间存在壁垒,知识产权保护也存在难度。总之,虚拟仿真实验教学是传统实验教学模式的有力补充,但不是替代。因此,在虚拟仿真实验教学课程建设中必须遵循"能实不虚、以虚补实、虚实结合、相互补充"的基本原则。

近年来,虚拟仿真实验的呈现形式逐步从二维场景向三维场景发展,出现了由计算机产生的类似现实的三维动态视景的虚拟现实(virtual reality,VR)技术,由计算机影像与现实场景融合现实(光学叠加、影像叠加)的混合现实(mixed reality,MR)技术,将额外的超现实信息显示在现实场景中的增强现实(augmented reality,AR)技术和以人的数字化身为核心,超脱于现实世界独立运行的虚拟三维空间的元宇宙(metaverse)技术。这些技术的日趋成熟将为虚拟仿真实验教学带来新的气象。

二、虚拟仿真实验教学的理论基础

自虚拟仿真实验教学方法问世以来，已展现了人-机交互的情景演绎、直观形象的原理解析、案例驱动的思维训练、基于数据的综合评价等优点，为一流课程建设做出了独特的贡献。然而，作为一种新的教学方法和手段，虚拟仿真实验教学背后的学习理论需要梳理和总结，以便使一线教师和管理人员更好地理解虚拟仿真实验教学的内涵，更好地凸显虚拟仿真实验教学在课程建设中的地位，更好地发挥虚拟仿真实验教学在医学人才培养中的作用。

1. 建构主义学习理论

建构主义学习理论认为，学习是学生的一种"自我"建构。学生不是被动地接受知识，而是主动地建构知识。教学不能简单地对学生进行知识灌输，而是把学生原有的知识经验作为新知识的增长点，引导学生从原有的知识经验中，生长出新的知识经验。学生作为学习的主体，应根据自身的需求，对外部信息进行选择、加工和处理，对所接收的信息进行解释，形成自己的理解。学生的个体特征（如能力、先前的知识和经验等）均会直接影响后期的意义建构和知识获取。

建构主义学习理论强调教学的根本任务是帮助学生进行意义建构，而创建有利于意义建构的真实场景对学生非常重要。只有结合了真实场景才能产生有意义的知识建构；真实场景不仅可以增加学生对学习内容的认知维度，而且可以弥补自身对意义建构的不足，调节其认知难度，从而影响学生的学习效果。简言之，建构主义的策略是实施支架式教学、抛锚式教学。教师的角色为学习的引导者和帮助者；学生的角色是知识的探索者和发现者。

与传统实验教学相比，虚拟仿真实验教学的关键是营造一个真实场景，为学生的深入学习创造条件。建构主义认为，真实场景包括"场景""协作""会话"和"意义建构"四大要素。场景的设计是教学过程中的重要内容，虚拟仿真实验借助互联网⁺和人工智能等技术，模拟出有助于学生意义建构的场景；协作是完成综合实验的基础，通过小组实验和相互协作才能完成虚拟仿真实验任务；会话是达到意义建构的重要手段之一，只有通过交流、交锋甚至辩论，才能完善实验方案，解决实验过程中遇到的各种问题；通过虚拟仿真实验，学生对事物的本质规律有了深刻的认识与理解，并以二维或三维图形/图像的形式在大脑中长期存储，最终完成意义建构。由此可见，虚拟仿真实验教学符合建构主义学习理论。

2. 认知主义学习理论

认知主义学习理论认为，人类的认知活动包括两个部分：一是对环境刺激的适应过程;二是人自身的解释和构造过程。由于所有的认知都不可能独立于特定的场景进行解释和适应,故两者之间是相互作用,辩证统一的。将认知主义学习理论应用于教学实践需要特别关注学生认知方面的成长,通过提供复杂的任务,让学生在解决实际问题过程中意识到需要学习哪些知识,锻炼哪些能力。因此,学习内容与活动安排要与学生的具体实践相结合,通过类似学生真实实践的方式来组织教学,同时把知识的获得与学生的发展、身份建构统合在一起。在场景教学中,教师的教学策略是先行组织者,即在安排学习任务之前呈现给学生引导性材料。教师的角色从知识的传授者转变为学生理解的引导者和促进者,在复杂的场景中调动学生的主观能动性,引导学生自己解决问题。因此,认知主义学习理论影响着教学系统的设计与学习环境的开发等方面,也为信息技术与课程整合、计算机支持协作学习和虚拟仿真学习共同体的建设提供了理论依据。根据学生的认知规律,现有的虚拟仿真实验教学中通常包括三大模块,即引导性材料、实验或实训模块和考核模块,符合认知主义学习理论。

3. 首要学习原理

首要学习原理(first principles of learning)涉及对已有知识的学习、技能的学习、学习材料的利用和学习策略的设计等要素,由此产生四大原理。

原理一,影响当前学习最为重要的因素是已有的知识基础。如果学生头脑中缺乏与当前学习相关的已有知识,其学习一定是机械的;如果已有知识未被充分激活,将影响当前的理解;如果激活的已有知识本身是错误的,会阻碍当前的学习;已有的知识还会影响学生的学习动机。因此,必须将当前知识与头脑中的相关知识建立起实质性的联系,成为有意义的学习。

原理二,任何技能都需要经过充分练习达到自动化。该原理认为技能学习要经历从无意识无能力→有意识无能力→有意识有能力→无意识有能力的阶段。因此,任何技能的习得都需要进行充分的练习。

原理三,当学生解决真实世界中的问题时,其学习会得到促进,其中的关键是要将学习材料与学生真实生活中的问题锚定在一起,并运用新习得的知识、技能解决实际问题。

原理四,主动的知识建构比单纯的信息接受更能促进学习。主动建构知识要求学生自己整合信息、列出提纲、解释深层次问题、探讨原理与机制,最后生成自己的答案。虚拟仿真实验教学中涵盖了对已有知识的学习、实验或实训技能的反复训练,而且问题或案例均来自真实世界。因此,有助于学生主动建构知识体系,促进实践能力的提升,综合素质的提高。

三、教育部虚拟仿真实验一流课程建设的理念、内容、方法与进展

1. 虚拟仿真实验一流课程建设的理念、内容与方法

2017 年以来，教育部先后发布了《关于 2017—2020 年开展示范性虚拟仿真实验教学项目建设的通知》（教高厅〔2017〕4 号）、《关于开展国家虚拟仿真实验教学项目建设工作的通知》（教高函〔2018〕5 号）和《关于一流本科课程的实施意见》（教高〔2019〕8 号），强调了虚拟仿真实验教学项目建设的重要性，还将国家级虚拟仿真实验教学项目建设纳入一流本科课程建设的范畴。这些文件明确指出：虚拟仿真实验一流本科课程建设的理念是，注重以学生为中心，注重对学生社会责任感、创新精神、实践能力的综合培养，调动学生参与实验教学的积极性和主动性，激发学生的学习兴趣和潜能，增强学生创新创造能力；虚拟仿真实验一流本科课程建设的教学内容是，坚持问题导向，重点解决真实实验项目条件不具备或实际运行困难，涉及高危或极端环境，高成本、高消耗、不可逆操作，以及大型综合训练等问题；同时坚持以需求为导向，紧密结合经济社会发展对高校人才培养的需求，紧密结合专业特色和行业产业发展最新成果；虚拟仿真实验一流本科课程建设的教学方法是，始终关注信息化时代背景下学生需求，重点实行基于问题、案例的互动式、研讨式教学，倡导自主式、合作式和探究式学习。在教育部的大力支持和推动下，虚拟仿真实验课程建设进入了快车道。

2. 虚拟仿真实验课程建设进展

（1）国家级虚拟仿真实验教学一流本科课程建设概况。自教育部有关虚拟仿真实验教学文件颁布以来，共认定了 728 门国家级虚拟仿真实验教学一流本科课程，涵盖 41 个专业类别、168 个专业、710 门课程。其中基础医学类一流课程 42 门，临床医学类一流课程 53 门。为了使虚拟仿真实验教学资源得到有效共享，教育部建成了国家级虚拟仿真实验教学项目共享服务平台——实验空间（www.ilab-x.com）（见图21-1）。目的是拓展实验教学内容，创新实验呈现方式，延伸实验教学时空，激发学生探索兴趣。目前，该网站汇聚了 2 079 个虚拟仿真实验教学项目，其中除国家级一流课程外，还增加了省级一流课程 1 312 门及其他一流课程 39 门，涵盖 41 个专业类中的 255 个专业和1 561 门课程。这些一流课程的线上共享为实验教学带来了新气象和新形态，特别是在抗击新冠病毒感染疫情期间，有力地支持了"停课不停学、停课不停教"。

（2）虚拟仿真实验教学创新联盟建设进展。为了推进现代信息技术与实验教学项目的深度融合，拓展实验教学内容的广度和深度、延伸实验教学的时间和空间、提升实验教学的质量和水平；推动形成专业布局合理、教学效果优良、开放共享有效的

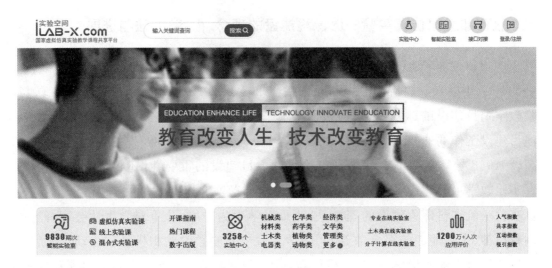

图 21-1　实验空间主页

高等教育信息化实验教学项目新体系;促进实现学校教学、行业应用与技术创新的融合发展,在教育部高教司的指导下,由清华大学牵头、部分高等院校和相关企业单位于 2019 年 1 月 27 日联合成立了虚拟仿真实验教学创新联盟,其中包括 8 个学科领域工作委员会和 63 专业工作委员会。医学领域工作委员会由基础医学、临床医学、预防医学等 11 个专业工作委员会组成,其中基础医学专业工作委员会由教学名师郭晓奎教授担任主任,共有 47 个高校成员单位,5 家企业成员单位和 150 名委员组成。截至 2021 年底,联盟会员单位规模达到 750 余所高校,3 100 多个高校二级学院和 110 余家企事业单位。2021 年 1 月,联盟网站"云上微实(http://www.cloudvse.com)"(见图 21-2)正式上线运行。随后,联盟发布了《关于遴选培育百门实验教学

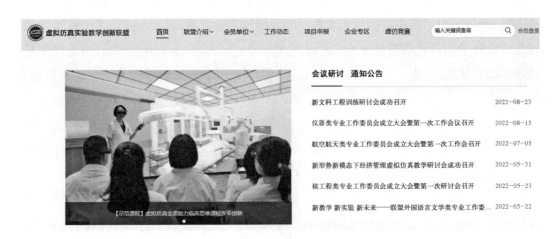

图 21-2　虚拟仿真实验教学创新联盟主页面

优质创新课程的通知》《关于开展百门实验教学应用示范课程推荐与评选工作的通知》（双百计划），共评选出了 64 门应用效果好、具有高示范性的实验教学优质创新课程，还评选出了 52 门实验教学优质创新课程培育项目，其中虚拟仿真实验教学课程40 门，线上线下混合式课程 12 门。联盟还先后出版了《虚拟仿真实验教学课程建设指南（2020 版）》《国家虚拟仿真实验教学课程技术接口规范（2020 版）》和《虚拟仿真实验教学课程建设与共享应用规范（2020 试用版）》，为虚拟仿真实验教学的规范化建设奠定了基础。虚拟仿真实验教学的发展趋势：技术赋能教育的速度在加快，线上、线下结合的趋势不可逆转，虚拟仿真实验教学的"体系化、标准化、装备化和慕课化"建设成为必然的选择，由此实现虚拟仿真实验课程更前沿、更优质、更规范、更高效和更公平的目标。

（顾鸣敏）

第二十二章

实践教学设计案例1：虚拟仿真实验

摘要：虚拟仿真实验是一种新的实验教学形式，其将虚拟仿真技术与体验式教学相结合，由学习者借助人-机交互界面调节虚拟实验中的参数变量，通过观察、总结和归纳计算机仿真模拟结果从而获取相应的知识与能力。采用虚拟仿真技术研制的"基于ESP智能模拟患者的缺氧病理生理学实验"解决了学生做不了各种类型的缺氧动物实验和有创的人体缺氧实验，做不到围绕缺氧相关问题开展的科学探究，达到了通过"视频演示解困惑，虚实结合增能力，智能模拟促思辨，探究拓展求创新"的目的。

一、课程简介与问题分析

1. 课程简介

"基于ESP智能模拟患者的缺氧病理生理学实验"源于医学功能学实验中的缺氧实验，但其内涵又明显高于原有实验。具体而言，该实验课程包括：① 缺氧虚拟仿真动物实验教学系统，内含年龄因素对缺氧耐受性的影响、低张性缺氧、一氧化碳中毒、亚硝酸钠中毒和氰化钾中毒等5个虚拟与真实实验；② 以临床案例为导向的人体缺氧虚拟仿真教学系统，内含一氧化碳中毒情景模拟及智能模拟的轻、中、重度中毒患者子系统；③ 基于探究拓展的缺氧课题研究，学生以小组为单位自行设计1个与"缺氧"相关的探究性实验方案。此外，还包括1个实验基础模块（理论知识库＋实验技术库）和1个手机端操作系统。学生需完成16个交互性操作，并通过各阶段考核才能得到综合评价结果。简言之，该实验课程通过视频演示解困惑，虚实结合增能力，智能模拟促思辨，探究拓展求创新等设计，启发学生正确理解缺氧引发的病理生理学变化，体现虚拟仿真实验的"流程再造"，增加学生的体验感及敬畏生命的意识，引导学生从形态、功能、分子、细胞和组织等方面探究缺氧的致病机制，并掌握临床诊治原则。

2. 缺氧概述

众所周知，维持人类生存的基本要素是食物、水和氧气。如果没有食物，人类约能维持 7 天；没有水，人类约能维持 3 天；没有氧气，人类只能维持 4～6 分钟。可见氧气对人类的重要性，同时也表明缺氧对人类健康构成严重威胁。

那么，何谓缺氧（hypoxia）？缺氧是指因组织供氧不足或组织利用氧障碍所导致的机体代谢、功能和形态结构的异常变化甚至危及生命的病理学过程。引发组织供氧不足的原因包括吸入气性质的改变、外呼吸功能障碍、血液中血红蛋白含量减少或性质异常、血液循环通路异常或动力障碍等；引发组织利用氧障碍的原因主要是细胞生物氧化功能异常。

根据缺氧的病因和临床特点，可将缺氧分为 4 种类型。① 低张性缺氧：指由氧分压明显降低而导致组织供氧不足。常见原因为吸入气体氧分压过低、肺功能障碍和静脉血掺杂入动脉血增多等。② 血液性缺氧：指血红蛋白量或质的改变所引起的组织缺氧（又称等张性缺氧）。常见原因有贫血、一氧化碳中毒、高铁血红蛋白血症、血红蛋白与氧的亲和力异常增加等。③ 循环性缺氧：指组织血流量减少所引起的缺氧，又称为低动力性缺氧。常见原因是失血所致的全身性或局部性血流量减少。④ 组织性缺氧：是指因组织、细胞利用氧障碍所引起的缺氧。原因包括抑制细胞氧化磷酸化、线粒体损伤和呼吸酶合成障碍等。

缺氧虽不是一个独立的疾病，但却是临床上最常见的症状，涉及众多的诱发因素和复杂的病理生理学过程。正是因为缺氧在基础研究和临床诊治中的重要性，故缺氧的基础知识和临床应用必然是医学生需要掌握的内容。

3. 学情分析

学情调查显示，传统的一氧化碳（CO）中毒、亚硝酸钠中毒和氰化钾中毒等动物实验面临诸多难题。比如，复制 CO 中毒动物模型需要学生打开 CO 气阀，并使小鼠吸入 CO 气体。一旦操作不当，学生就有可能因吸入 CO 而导致中毒，俗称煤气中毒。中毒的机制是 CO 与血红蛋白的亲合力比氧（O_2）高 200 倍以上，形成碳氧血红蛋白，从而使血红蛋白丧失携氧的能力。复制氰化钾（KCN）中毒的动物模型需要学生在小鼠腹腔内注射 KCN（一种剧毒的管控品）。中毒的机制是因为 KCN 抑制细胞中的呼吸酶，从而引起急性中毒症状甚至猝死。另外，KCN 与硝酸盐、亚硝酸盐、氯酸盐发生化学反应有发生爆炸的危险。复制亚硝酸钠（$NaNO_2$）中毒动物模型需要学生在小鼠皮下注射 $NaNO_2$（一种防腐剂）。$NaNO_2$ 使用不当也可导致中毒，临床表现为皮肤和黏膜变化、胃肠道不适症状、神经和循环系统症状。$NaNO_2$ 还具有急性毒性、致突变性和致畸性。鉴于上述实验操作可能引发的重大安全隐患，故它们成了做不了、做不到的实验。另外，传统的缺氧动物实验会导致大量动物的死亡，有违动物伦理中的

"3R"原则,即减少(reduction)、替代(replacement)和优化(refinement)。传统的动物实验还受到小鼠个体差异和误操作等因素影响,使得它们的重复性较差、成功率较低。除了小鼠缺氧实验外,能否开展人体缺氧实验?按照医学伦理原则,所有有创的人体实验(包括缺氧实验等)都是被严格禁止的。

4. 痛点问题

(1) 学生对开展缺氧相关的动物实验需求强烈,但现实是做不到:由于传统的一氧化碳中毒、亚硝酸钠中毒、氰化钾中毒等动物实验需要学生接触有毒、有害的气体或液体,存在重大安全隐患,故此类实验已被严控甚至禁止。

(2) 学生对体验缺氧相关的人体实验抱有期待,但现实是做不了:根据医学伦理原则,开展有创的人体缺氧实验是不被允许的。

(3) 学生对探究缺氧相关的科学问题充满热情,但现实是做不上:除了少数学生有机会利用以研究为基础的学习(RBL)或大学生科创研究计划开展与缺氧相关的科学研究外,大部分学生因受时间、空间、经费和导师等因素限制,无法进入实验室开展缺氧实验。

5. 解决问题的思路和方案

为了解决学生做不到、做不了、做不上的缺氧病理生理学实验,我们选择了具有高度仿真性、人-机交互性、操作规范性、自主灵活性、开放共享性、评价即时性等特点的虚拟仿真实验技术。通过"视频演示、虚实结合、智能模拟、探究拓展"的实验设计,形成了解决"痛点"问题的方案。

该实验方案包括 4 个部分。① 通过视频示训,使学生熟悉缺氧相关实验的基本理论、基础知识和基本技能,对缺氧实验产生浓厚兴趣,对生命体产生敬畏之心,并关注每个操作环节;② 通过虚拟仿真为主的缺氧动物实验,使学生掌握相关实验的操作步骤和技术要领,并能正确判断实验结果;③ 通过基于数学模型的电子标准化患者(electronic standardized patient,ESP),开展缺氧(尤其是一氧化碳中毒)病理生理学实验,使学生远离病房就能观察到在缺氧情况下 ESP 出现的结构和功能变化,以及导致这些变化的细胞与分子基础以及病理生理学机制;④ 通过线上、线下结合的探究拓展训练,使学生具备自行设计与"缺氧"相关的探究性课题,并在教师的指导下完善设计方案,通过课堂答辩,进一步加深学生对"缺氧"这个科学问题的认知。

二、实验课程的内容、方法与评价

进入实验空间网站(www.ilab-x.com),打开"基于 ESP 智能模拟患者的缺氧病理生理学实验"网页(见图 22-1)。

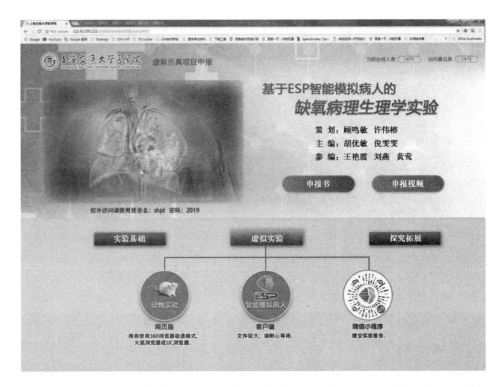

图 22-1　《基于 ESP 智能模拟患者的缺氧病理生理学实验》课程页面

1. 实验所占课时

（1）医学功能学实验课程总课时：临床医学专业五年制 68 学时；临床医学专业八年制 81 学时。

（2）该实验在所属课程中所占课时：临床医学专业五年制 7.35%；临床医学专业八年制 9.88%。

2. 主要实验内容

（1）不同类型缺氧虚拟仿真实验。在预习缺氧实验基础和观看真实缺氧小鼠实验视频后，进入缺氧虚拟仿真实验环节，开展年龄因素对缺氧耐受性的影响、低张性缺氧实验、一氧化碳中毒、亚硝酸钠中毒和氰化钾中毒等实验（见图 22-2）。由此解决了学生在开展真实实验中需要接触有毒有害物质的问题，也大大减少了动物消耗，符合动物伦理原则。

（2）ESP 模拟缺氧实验。在人体缺氧实验部分，借助数学模型驱动的 ESP，并经过流程再造使学生能与一氧化碳中毒 ESP 进行互动。学生通过模拟病房场景（病床、患者和监护仪）、互动操作，以产生身临其境的效果（见图 22-3）。学生反馈显示该实验既有真实感和体验感，又有可视性和互动性，可激发他们的学习热情，以主人翁的态度探究缺氧的"奥秘"。

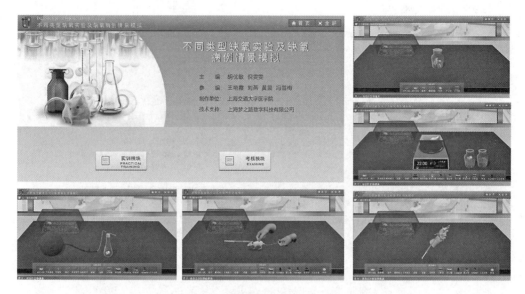

图 22 - 2　不同类型缺氧虚拟仿真实验

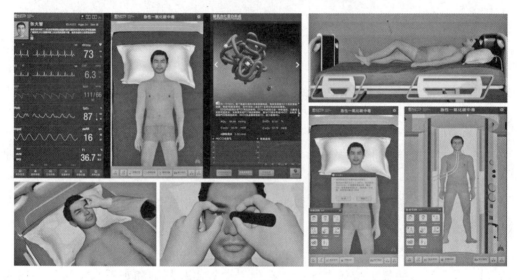

图 22 - 3　智能模拟患者(ESP)一氧化碳中毒实验场景举例

（3）线上、线下结合的缺氧问题探究。学生利用知识库和技术库中提供的缺氧研究论文和常用实验技术，开展小组学习和讨论，回答若干与"缺氧"相关的综合性问题，同时围绕一个与"缺氧"相关的科学问题开展课题设计，设计具有科学性、逻辑性和独创性的研究方案（见图 22 - 4）。

3. 实验教学方法

（1）采用"三位一体"的实验教学方法。将视频示训、虚拟仿真实训（动物实验与人体实验）和探究拓展作为一个整体。

（2）实现"三位一体"的途径。"三位一体"的途径（见图 22 - 5）包括 3 个体系（即

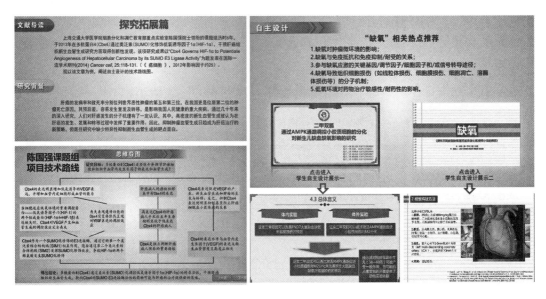

图 22‑4　"缺氧"相关科学问题的探究举例

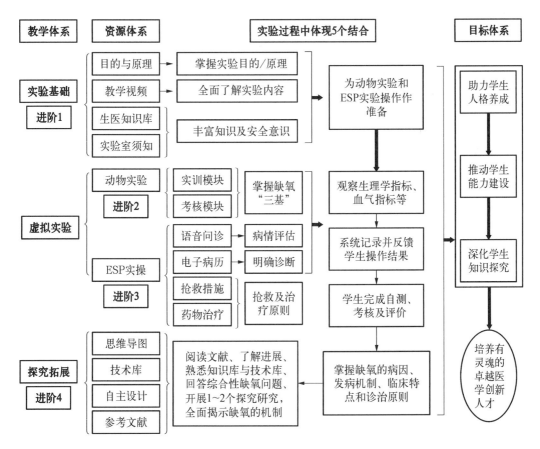

图 22‑5　实现"三位一体"教学方法的途径

目标体系、教学体系和资源体系)和能力训练的 4 个进阶(进阶 1 为实验基础,进阶 2 为虚拟动物实验,进阶 3 为智能模拟患者实操、进阶 4 为探究拓展研究)。

4. 互动操作步骤

学生交互性操作的步骤、内容、涉及的知识点如表 22-1 所示。

表 22-1 学生交互性操作步骤、内容和涉及的知识点

步　骤	交互性操作内容	涉及知识点
进入医学基础知识学习界面,开始实验前准备		
1	理论学习	缺氧的定义及分类
	观看缺氧实验视频	
进入动物实验界面,开展动物虚拟仿真实验		
2	年龄因素对缺氧耐受性影响	● 年龄因素对缺氧耐受性的影响 ● 低张性缺氧的原因及特点 ● 血液性缺氧(如一氧化碳中毒、亚硝酸钠中毒)的原因及机制 ● 组织性缺氧(氰化钾中毒)的原因及机制
3	低张性缺氧实验	
4	一氧化碳中毒实验	
5	亚硝酸钠中毒实验	
6	氰化钾中毒实验	
7	随机考核或指定考核	
	考核成绩	
进入 ESP 案例界面,开展不同程度一氧化碳中毒案例的学习和实践		
8	完成 ESP 缺氧相关思考题	● 不同类型缺氧时血氧变化的特点 ● 不同类型缺氧时组织细胞形态改变的特点及机制 ● 一氧化碳中毒时血红蛋白分子结构变化的特点及机制 ● 一氧化碳中毒的临床表现、治疗原则、预后及预防 ● 一氧化碳中毒的常见环境因素及危害 ● 高压氧舱的作用机制、特点、适应证和不良反应 ● 食物中毒(如亚硝酸钠中毒)、溺水、地震等突发缺氧事件的预防、急救处理和健康宣教
9	语音问诊 ESP 患者	
10	检查 ESP 患者	
11	填写电子病历,评估病情	
12	高压氧舱救治	
13	药物治疗	
14	病理生理机制分析	
15	完成 ESP 案例考核	
进入探究拓展界面,开展探究拓展学习与实践		

（续　表）

步　骤	交互性操作内容	涉及知识点
16	文献阅读与导读图 探讨缺氧热点问题 完成自主设计实验	缺氧细胞分子机制和实验技术手段

值得一提的是，该实验软件中包含一个微信小程序，学生只要用手机扫一下网页上的二维码就可进入系统。该手机端系统可同步记录实验结果、填写实验报告、完成问卷与考题。

5. 学生实验成绩

学生的实验成绩由 4 部分组成：① 学生掌握实验基本原理、实验相关知识的成绩，占 20%；② 学生完成虚拟仿真动物实验和真实动物实验的成绩，占 30%；③ 学生完成 ESP 各项操作的成绩，占 30%；④ 学生完成探究拓展模块，提交自主设计实验方案，并通过答辩，占 20%。该课程成绩既包括了形成性评价结果，也包括了终结性评价结果。因此，保证了学生成绩的客观、公正。

三、课程建设特色

1. 建构了以实验能力为导向的目标体系，体现知行合一

目标体系由显性双主体（知识探究和能力建设）及隐性双主体（价值引领和人格养成）构成，突出以学生为本、能力导向的理念。通过线上缺氧基础知识学习、虚拟与真实相结合的缺氧动物实验及 ESP 一氧化碳中毒实验，使学生体验到一氧化碳中毒所致的 ESP 在分子、细胞、组织、器官、系统等层面的动态变化及病理生理学机制。通过探究拓展训练，加深学生对"缺氧"问题的认知，使学生具备医学认知、动手实践、信息处理、数据分析、思辨能力、表达能力、职业规范、自主学习、协作交流、应变能力和创新能力，做到知行合一。

2. 建构了进阶式设计的缺氧实验教学体系，保证层层递进

该体系分为 4 个进阶（见图 22 - 5）。进阶 1：要求学生学习与缺氧实验相关知识，并观看缺氧实验操作视频，以此掌握实验室生物安全知识、动物实验安全操作规程、常用化学试剂及仪器设备使用规范及实验废弃物处置规定等。进阶 2：设计了年龄因素对缺氧耐受性的影响、低张性缺氧、一氧化碳中毒、亚硝酸钠中毒、氰化钾中毒 5 个虚拟与真实相结合的缺氧动物实验。进阶 3：基于 ESP 的一氧化碳中毒综合实

验(包括轻度、中度和重度 3 个高仿真性实验)。进阶 4:探究拓展性缺氧实验,学生在阅读缺氧研究文献的基础上,围绕与缺氧相关的热点问题,以小组为单位开展设计性、探究性实验。上述 4 个进阶实验环环相扣,层层递进。学生每上一个台阶,知识和能力得到螺旋上升,整体素质得到全面提升。

3. 建构了各环节相互支撑的资源体系,确保运行顺畅

可供学生共享的教学资源包括由人民卫生出版社出版的《功能学实验教程》(第三版),与企业合作研发的虚拟仿真实验教学系统(含 5 个虚拟仿真动物实验和 3 个 ESP 缺氧实验),已建成的学习通平台及上传的实验课概述录屏、微课和微视频、慕课和拓展学习资料(含理论知识库+实验技术库),还包括对学生开放的实验教学中心网站、虚拟仿真实验网站及与实验相关的整合课程网站等。另外,功能学综合实验室全天候向学生开放,内含各种先进的仪器与设备(如膜片钳、PowerLab 系统等),常用试剂与耗材应有尽有。学生带着研究问题预约进入实验室,并在教师指导下开展实验研究。总之,丰富、可及的线上线下实验资源,能充分满足学生开展综合性和探究性实验的需要。

通过六年的实践、改进与完善,实现了 5 个结合:① 以实验教材为蓝本的缺氧教学资源及以教学软件为基础的虚拟仿真实验资源的结合;② 真实缺氧动物实验与虚拟仿真缺氧动物实验的有机结合;③ 线上交流缺氧实验与线下预习、复习缺氧实验的结合;④ 课内缺氧实验与课外课程思政、价值引领的结合;⑤ 基础缺氧原理与临床缺氧问题的有机结合。实践表明,该课程开阔了学生的眼界,拓展了学生的思路,更利于学生的知识探究、能力建设、价值引领和人格养成,更利于有灵魂的卓越医学创新人才的脱颖而出。

四、课程应用成效

该实验课程开设之前,缺氧实验主要以动物实验为主,既不符合动物实验的"3R"原则,也会因使用"一氧化碳、亚硝酸、氰化钾"等违禁品而产生较大的安全隐患。该实验课程开设之后,动物实验基本被虚拟仿真实验替代,不仅符合了"3R"原则,也降低了安全隐患。特别是通过 ESP 实验替代有创的人体实验,以及学生自行设计缺氧相关的科研项目,解决了传统实验"做不到、做不了、做不上"等难题。该实验课程 2020 年获评"国家级虚拟仿真实验教学一流课程",2021 年获评"虚拟仿真实验教学创新联盟实验教学应用示范课程"。下面简述该课程的应用成效。

1. 该实验课程已成为上海交通大学医学院学生的必修课

自 2018 年 2 月 27 日上线以来,该实验课程已在上海交通大学医学院试用了 8

个学期,选课学生达 3 000 余名。在探究拓展部分,学生以小组为单位先后自行设计了 500 余个缺氧研究课题,其中一部分已成为大学生创新性研究项目或以探究为基础的学习(RBL)项目,正在拓展研究的高度、深度和广度。问卷调查显示:71.7%的学生反馈该实验课程提高了他们的自主学习能力和探究拓展能力。

2. 该实验课程在国内医学院校的访问量高、评价优

该实验课程自 2018 年 2 月 27 日在校内试行、2019 年 9 月在实验空间网站(http://www.ilab-x.com)上线以来,浏览人次不断增加。截至 2022 年 10 月 24 日,该网站的浏览量达 40 710 人次,网上做实验达 11 018 人次,实验完成率 100%,通过率达 77.6%(其中优秀率达 66.14%),被列为 5 星级课程。特别是在新冠病毒感染疫情期间,该实验课程被中南大学湘雅医学院列为医学生必修课程,还被 100 所医学院列为选修课程,总浏览量达 15 万人次。2021 年成为联盟百门应用示范课程之一,还作为虚拟仿真实验教学创新联盟医学领域工作委员会举办的“第一届医学虚拟仿真实验创新大赛”的入围项目。2022 年列入联盟实验教学应用示范课程,通过联盟网站和微信群推介。

3. 开展校企合作,拓展虚仿实验的应用空间

该课程是校企合作的产物,合作单位上海梦之路数字科技有限公司在虚拟仿真实验技术方面提供了大力支持,还利用自身的平台和影响力不断推向市场。此外,南京医科大学、南华大学、新疆医科大学、郑州大学基础医学院、齐鲁医药学院、浙江树人大学和浙江中医药大学等院校先后购买该实验课程软件,全方位用于院内实验教学。该实验项目还被纳入人民卫生出版社出版的干细胞教材——《生理学》和《病理生理学》的配套教材(单独出版的虚拟仿真实验教材)。

4. 利用各种会议,推广该实验课程

该实验课程成员郭晓奎教授担任虚拟仿真实验教学创新联盟基础医学专业工作委员会主任,顾鸣敏教授担任秘书长,多次在全国性虚拟仿真实验教学研讨会上做介绍,推广实践经验。其中郭晓奎教授应邀在“基础医学整合实验教学国际论坛暨人体功能实验教学高级研讨班”上做了“能力导向的实验教学:理论与实践”的报告(2019 年 8 月)。顾鸣敏教授应邀在第二届高等学校(生物医药类)虚拟仿真实验教学项目建设研修班上做报告(2019 年 6 月),在“生理教学国际研讨会(在线)”上做了“疫情期间基础医学实验教学改革的实践与思考”的报告,还给广西医科大学做了“虚拟仿真实验一流课程(金课)建设的实践与启迪”的讲座(2019 年 7 月),在“医学领域虚拟仿真实验教学线上论坛(第二期)”上做了“能力导向的基础医学虚拟仿真实验教学:理论与实践”的专题报告(2019 年 9 月)。特别是 2000 年 11 月参与主办了“基础医学‘实验金课’与教材建设高级研修班”,郭晓奎教授做了题为“能力导向实验教学体系

建设"的工作报告,顾鸣敏教授做了"能力导向基础医学实验教学方案的构建与实践"的报告。2021 年 7 月,顾鸣敏教授分别在上海交通大学医学院举办的"一流课程建设与申报培训班"和"临床护理教师核心能力提升培训班"上做了"虚拟仿真实验教学一流本科课程建设的实践与感悟"的报告,受到学员们的好评。2021 年 12 月,该一流课程在上海交通大学网站"交大金课"专栏做专题介绍。

五、思政元素融入实验课程

医学的本质是"人学"。美国生命伦理学家佩雷格里诺曾指出:医学是人文科学中最科学的,是自然科学中最人道的。因此,在"基于 ESP 的缺氧病理生理学实验"的设计和实施过程中注重融入思政元素,以期产生润物细无声的教学效果。

1. 开展缺氧动物实验时融入动物福利的"3R 原则"

出于对实验动物基本权利的维护,在缺氧动物实验课上融入了动物福利"3R 原则"。① Replacement(代替):倡导应用无知觉材料替代有知觉动物的方法。包括用低级动物代替高级动物、小动物代替大动物;用组织学实验代替整体动物实验;用分子生物学方法替代动物实验;人工合成材料替代动物实验;利用数学及计算机模拟动物各种生理反应替代动物实验;用物理、化学和信息技术方法代替实验动物的使用等。② Reduction(减少):指在保证获取一定数量与精确度的信息前提下,通过选择优质量动物、改进实验设计、规范操作程序等,达到动物使用数量最少化。③ Refinement(优化):使用动物时尽量减少非人道程序的影响范围和程度。优化饲养方式和实验步骤,在动物正常状态下取得真实可靠的实验数据。"3R 原则"并不是要求不用动物,而是引导学生改进实验设计和规范实验操作;引导学生善待活体动物(给予动物舒适的居住环境、足够营养的饲料、清洁的饮用水),减少动物的痛苦(给予必要的镇静剂、麻醉剂和实施安乐死)。

2. 开展人体实验时融入医学伦理原则

在人体生理实验开始前,需要融入一般的医学伦理原则:① 尊重原则,即尊重个人的自主权、知情同意权以及隐私权和保密权;② 有利或行善原则;③ 无害或不伤害原则,应使风险最小化,受益最大化;④ 公正或公平对待原则。根据上述伦理原则,有创的人体实验不被允许。即使是无创的人体实验,也需要尊重个人的自主权、知情同意权、隐私权和保密权。

3. 开展科学研究时融入学术诚信与科研伦理

学术诚信是指在科学研究和学术活动中诚实守信,真实可信,没有学术不端行为。教师在指导学生开展科学研究时,应融入学术诚信与科研伦理教育,要求学生恪守科学道德准则，遵守科研活动规范，践行科研诚信要求，不得抄袭、剽窃他人科研成果或者伪造、篡改研究数据、研究结论等。要求学生修身养性，成为"眼中有光，胸中有志，腹中有才，心中有爱"的卓越医学人才。

六、课程团队简介

"基于ESP智能模拟患者的缺氧病理生理学实验"一流虚拟仿真实验课程是由上海交通大学医学院基础医学实验教学中心、病理生理学课程组和上海梦之路数字科技有限公司合作完成的。课程负责人顾鸣敏教授系上海交通大学医学院基础医学实验教学中心前常务副主任、虚拟仿真实验教学创新联盟基础医学类专业工作委员会秘书长，胡优敏副教授是医学功能学实验室主任和功能学实验教学团队首席教师。该实验课程在建设过程中得到全球健康学院副院长、基础医学实验教学中心前主任郭晓奎教授的支持和指导，得到基础医学实验教学中心副主任、党支部书记许伟榕和病理生理学课程组组长黄莺教授的支持和协助。医学功能学实验室的倪雯雯、王艳霞、刘燕、黄晨和冯雪梅老师在课程设计、制作和使用过程中发挥了聪明才智。上海梦之路数字科技有限公司3位工程师提供了技术支持。

基础医学实验教学中心研制虚拟仿真实验已有10余年历史，已建成了基础医学虚拟仿真实验教学体系。该体系包括功能学、病原生物学、形态学、细胞与分子生物学和化学生物学五大子系统，含有100余个虚拟仿真教学实验。该体系的建成解决了在真实实验中可能引起的病原生物传播、有毒有害物伤人等问题，避免了大量动物的消耗。更为重要的是，虚拟仿真实验所具有的直观性、互动性和共享性等特点既为学生提供了发挥想象力的空间和独立思考、解决问题的场景，也满足了学生求新、求变的需求。"基础医学虚拟仿真实验教学体系的建设与应用"成果曾获2017年上海市高等教育成果奖二等奖。

（顾鸣敏）

摘要： "细胞与分子生物学实验"课程整合了细胞生物学、免疫学、分子生物学以及遗传学 4 门学科的实验内容，是医学生的必修课程。鉴于实验教学对于培养具有创新意识、实践能力的复合型医学人才有着极其重要的作用，团队针对此阶段医学生的能力特点以及课程以往存在的不足，重新梳理并明确了课程对于医学生人格和能力培养的总体目标，制订了如何达成目标的系统性教改方案，并以目标为导向，通过优化整合模式、实验内涵建设、跨学科教师培养、拓展学习渠道、充实教学资源、完善评价体系等举措逐年建设完善课程体系的各个环节，实现了课程不同学科内容的有效整合等既定的教改目标，建立了一个系统性的、可相互协同和持续发展的课程教学体系，为提升实验教学的质量和新时代医学生胜任力的培养探索出一个可供借鉴的案例。

一、课程简介与问题分析

1. 课程简介

"细胞与分子生物学实验"课程是一门独立的整合实验课程。课程内容整合了细胞生物学、免疫学、生物化学、分子生物学以及遗传学学科的相关实验教学内容，是临床医学、口腔、预防、儿科和营养等专业医学生的必修课程。课程开设在二年级第一学期，是学生接触科研实践的重要启蒙课程。通过课程的学习，学生不仅可以学会细胞的分离、培养，细胞的观察和功能分析，细胞生物大分子的提取和定量，基因的表达分析等基本技能，掌握相关技术的基本原理，熟悉它们的基本应用，而且还能通过相关学科知识的交叉和融合，接受科研思维的训练，培养综合运用这些实验技能的能力，综合理解、分析和思考问题的能力，以及认真严谨的态度和良好的实验习惯，为后续大学生科创和 RBL 项目打好基础。课程采用线上线下结合、虚实结合、课堂内外结合的教学模式，理论与实践比约为 1：3。

2．本课程的建设发展历程

实验教学是当今医学教育中一个重要的环节，对于全面提高医学生的学习能力和综合素质，培养具有创新意识、实践能力的复合型医学人才有着极其重要的作用。2007年为适应21世纪高素质创新型医学人才培养的要求，打破和淡化学科界限，上海交大医学院基础医学院将原先隶属于生物化学、细胞生物学、免疫学及遗传学这4门学科的实验教学内容从各自的学科教学体系中分离出来，重新组合，构建了一门全新的《细胞与分子生物学实验》整合课程，面向五年制和八年制的临床医学专业的学生进行授课。在经历了几年的实践、探索、反馈和反思之后，针对课程以往存在的不足，我们重新梳理并进一步明确了课程对于医学生人格和能力培养的总体目标，并自2015年起以边建设边实践的方式逐年完善课程体系的各个环节。

3．课程的教学理念

本课程以培养有灵魂的卓越医学创新型人才为目标，坚持立德树人，以学生为中心，充分利用实验教学在学生能力培养方面的特点，发挥整合实验课程的优势，促进学生多学科知识和技能的融会贯通，以及综合素养和能力的提高，使学生在课程学习的过程中既学有动力，又学有压力，不仅学知识和技能，而且学分析和思考，培养让自己受用一生的良好习惯。

4．问题分析

（1）此阶段医学生在实验理论、操作技能和科研认知等能力方面比较薄弱。通过教学实践和问卷调查发现，此阶段的医学生通过先导课程的学习已具备细胞与分子生物学等相关的学科知识，且思维活跃、信息技术能力强，但他们中的很多人刚入教室时连移液枪、振荡和混匀等这些基本实验操作都不会；约有86%的学生没有读过科研论文；约86%的学生对实验结果的分析感到困难；无论是动手能力、科研认知能力、逻辑思辨和分析问题的能力，还是理论联系实际等方面的能力均比较弱，且对实验课不够重视，无法适应卓越医学创新人才培养的要求，无法满足现阶段医学生能力提升的需要。

（2）教学内容整合效果不显，部分内容"含金量"和挑战度不够。虽然课程整合了多学科的实验内容，但课程开设之初的教学内容安排基本还是按照学科依次进行的，或是按照电泳技术、层析技术等技术的类型分类进行。对于绝大多数学生而言，仅靠自己的学习和理解，或许能掌握具体的实验技能，却很难将这些分属不同学科的实验内容联系起来，综合运用。因此，学生对课程内容感到缺乏整体感，课程的内容之间缺少有机的联系。另外，课程有相当一部分实验是验证性实验，内容比较简单，不是学生所喜欢的综合性实验，"含金量"和挑战度不足，对学生综合实践能力、实验设计和创新能力的培养无法形成有效支撑。

（3）课程体系建设存在不足，无法发挥协同作用，制约教学效果提升。对照课程的培养目标，检视课程原先存在的不足，发现除了教学内容外，课程在教、资源、评价体系等方面还存在诸多的不足。例如，由于涉及多学科的教学内容，课程教学仍由各学科教师分工负责，但因教师本身缺乏整合的意识和理念，严重制约了课程内容的有效整合；课程的教学依然采用的是传统的课堂授课模式，教学模式单一，学习氛围欠佳；课程除了教程、大纲、课件之外，其余的教学资源不足，无法对整个实验教学过程提供有效的支持。此外，课程的评价体系也比较简单，只有实验报告的平时成绩和期末的考试成绩，教师在实验报告上往往也只批一个"阅"字和日期，无法对学生的学习起到良性的驱动作用。为了提高教学效果，团队曾专门拍摄了一部分实验的操作视频，放在课程网站上，希望学生能在课前观看这些视频，做好实验前的预习准备，但由于缺乏相应的评价体系，无法有效提高学生学习的主动性。因此，未能取得预想中的成效。这也让我们意识到课程建设需要系统性建设，不能留有短板。

5.解决问题的思路和方案

（1）明确课程的总体培养目标，为教学和教改导向。按照本课程的教学理念，充分发挥实验教学在学生能力培养方面的特长，将医学生目前欠缺的、医学科研创新需要的、且课程可以培养的素质和能力确立为课程的培养目标，让教师的"教"、学生的"学"，以及团队的教改工作都能围绕课程的培养目标有的放矢地进行。

（2）重塑教学内容，突出整合优势。优化课程的整合模式，使课程内容形成有效整合，使整合课程的优势能够体现，促进医学生对课程多学科知识和技能的融会贯通。同时，加强内容建设，弥补以往在先进性、挑战度和高阶性等方面的不足，提高学生的学习兴趣和学习主动性。

（3）完善课程体系建设，发挥系统协同效应。以课程培养目标为导向，完善课程体系建设，使课程体系中的"内容""教""学""资源""评价"等要素既能发挥系统性的协同效应，又能在运行过程中不断利用反馈机制，实现不断的优化，为提升实验教学的质量和水平，最终达成能力好的课程培养目标提供有力的支撑。

二、教改举措

1. 按能力梯度建设要求和实验教学特点，确立适合学生的培养目标

课程以培养有灵魂的卓越医学创新型人才为目标，针对医学生目前欠缺的、医学科研创新需要的、且课程可以培养的素质和能力，确立了课程的十大总体培养目标，分别为品格与使命感、实验理论知识、实验操作能力、报告撰写能力、自主学习能力、交流协作能力、科学思辨能力、知行合一能力、实验设计能力、安全与环保意识，具体

内容如下。

(1) 专业知识。阐述所学实验理论,理解相关实验技术的临床、科研应用及其相关医学伦理学及规范。

(2) 专业技能。能运用所学安全、正确地进行相关实验和仪器设备的操作;能理论联系实际,对一些科学问题能通过自主查阅文献资料、团队协作、综合运用课程所学进行规划设计和开展研究,并能对实验数据进行正确的解读,对结果做出合理的分析判断,得出符合逻辑的结论,完成合乎规范的实验报告。

(3) 综合素养。树立敬畏生命、甘于奉献的医学精神和讲仁爱、守诚信、崇正义的时代价值观,激发科技报国的家国情怀和使命担当;熟知实验安全注意事项,包括生物安全、仪器操作安全、试剂使用安全和实验废弃物处置安全等,具备良好的环保意识。

2. 重塑教学内容,实现"内容好"的教改目标

(1) 优化整合模式,加强跨学科融合。将原先以学科分类的实验内容按"细胞到分子"的研究进程重新归类,通过细胞获取、细胞的研究、生物大分子的提取、大分子的分离和检测4个彼此关联的实验模块将它们有机联系起来,形成一个能按需组合、解决实际科研问题的综合性实验体系。按此模式,学生可以从分离和培养细胞开始,完成核酸和蛋白的提取和分离,直至基因的表达检测。这样的串联整合不仅为学生梳理出清晰的学习脉络,让他们能在学习过程中既见树木,又见森林,更好地把握课程内容之间的内在联系。同时,也让他们可以体验多学科知识和技能的综合性运用,领会多学科整合所具有的立体化解决问题的优势。

(2) 开展实验内涵建设,实现"内容好"的教改目标,使教学内容更贴近科研实际,内容体系更加完整,并赋予其时代性、关联性、挑战度和高阶性。① 对课程原有的部分实验内容加以调整或充实。例如,增加了蛋白提取的实验内容;将原先的醋酸纤维薄膜电泳改成了科研中常用的 SDA - PAGE 凝胶电泳;聚合酶链反应(PCR)实验增加了引物设计,阴、阳性对照等内容;核酸和蛋白的提取从原先的一种组织变成了4种组织,并增加组织之间的含量比较等。② 按照优化后的整合模式调整实验顺序,将一个个单独的实验组合成一个分若干次完成的综合性实验,既加强了内容之间的联系,又可教学生学习"组合拳"。例如,将小鼠组织获取与蛋白提取、SDS - PAGE 电泳分离组合在一起;将小鼠组织获取与核酸提取、PCR 扩增,电泳鉴定组合在一起。由于一个实验结果会对后续实验产生影响,这样的"综合性"实验不仅有助于学生综合实验能力的提升,也增加了实验的挑战度。③ 通过在实验内容中增加对因果关系的探究,将一部分原先的验证性实验变成探究性实验。例如,细胞融合实验原本只是一个验证性的实验,通过增加对聚乙二醇(PEG)作用时间与融合效果间因果关系的

探究,让其变成了一个探究性实验,使学生能从中领会实验设计的基本要素和思路,培养其实验设计和创新能力。

(3)通过虚拟实验和微课进行内容的必要补充和拓展。"细胞培养"等课程无条件开展但又关键的实验内容通过虚拟实验加以补充,而"引物设计"和"酶切位点分析"等原先课程中没有,但却是实用且具高阶性的内容,则用微课进行拓展,使整合体系更加完整。

3. 完善课程体系建设,助力课程目标达成

为实现课程体系的系统性建设,制订"内容好,教得好,学得好,评价准,能力好"的教改目标,并围绕这一目标开展教师队伍、教学模式、教学资源、评价体系等全方位的建设和实践。

(1)通过教师队伍培养和教学方式、手段的多样化来解决"教得好"的问题。① 通过循序渐进的方式,培养一支能够胜任跨学科、全课程教学的教师队伍,提高教师的课程整合意识和理念、跨学科的教学能力和教学创新能力,为实现教得好的教改目标奠定基础。② 依托课程丰富的教学资源,在传统授课的基础上,增加翻转课堂和学生主讲等教学方式,提高学生的学习主动性;结合课堂教学中的实例讲解、文献解读、因果关系探究等多种教学手段,提升教学效果。③ 利用全过程、多元化的评价体系对学生的学习过程进行及时评价、及时反馈,使学生的能力不断得到提升,教学过程持续得到优化。

(2)让学生想学、会学、方便学、容易学,解决"学得好"的问题。① 引导学生明确学习目标,激发学生学习的主动性。同时,通过问题引导、实例讨论和有挑战度的实验内容,激发学生学习的兴趣和欲望。② 加深学生对课程整合模式的了解,使之在课程学习的过程中更好地理解和把握内容之间的有机联系,融会贯通地掌握所学的知识和技能。③ 依托在线课程和教学资源,为学生提供多渠道的学习途径,方便他们学习。同时,强化课前预习,为课堂实践留出更多的时间,让课堂实践更有效,培养学生自主学习的能力;利用实验操作视频,使学生能直观地学习正确的实验操作技能。④ 利用评价体系对学生的学习成效进行及时评价,既能使学情得到及时反馈,又能对学生的学习形成良性驱动,使他们学有压力。例如,利用在线课程设置预习的任务点和课前的预习测验,并对完成情况进行课堂反馈;对学生的实验报告给出明确的评价和反馈意见等。

(3)建设全过程、多元化的形成性评价体系,解决"评价准"的问题。为适应教学方式和要求的变化,课程的评价体系作了进一步的优化,从课内延伸至课外、线下延伸至线上,评价的内容也更趋于多元,形成全过程、多元化的形成性评价体系,既能对教学过程进行实时、准确的评价,也能通过反馈,实现教学过程的迭代优化。同时,又

能对教学过程实施良性的驱动。

课程成绩评定方式：

- 总成绩＝平时成绩×50％＋课程考试成绩×50％
- 课程考试成绩＝实验操作×30％＋实验理论×70％
- 平时成绩＝（虚拟实验＋实验报告＋文献阅读报告＋引物设计）×75％＋预习测试×20％＋任务点×5％

（4）建设丰富的教学资源，为课程的教、学、评价等环节提供有效的支撑。① 建设在线课程，拓展教学渠道，提高课堂实践的成效。课程使用超星学习通平台开展混合式教学，使学生可以利用信息化的终端设备进行碎片化的学习，利用在线课程和在线资源做好课前预习和测试，并可在讨论区与同学和教师开展交流讨论，在线完成作业。② 拍摄制作全课程的实验操作视频 20 余个，为学生课前准备提供最直观的体验，结合课堂实践，培养学生正确、规范的操作技能。③ 通过"细胞培养"等虚拟实验软件制作，通过"在线引物设计""酶切位点分析""实验课程学习引导""实验室常用仪器安全使用"等微课制作，以及测试题库建设，充实和优化课程的教学内容，并为课程的教学和评价提供有效的支撑。

三、课程特色与创新

（1）创新优化整合模式，促进课程内相关学科内容的交叉融合，提升了内容体系的综合性和实践性，使整合的优势得到充分的体现，为学生多学科知识技能的融会贯通，以及综合理解、分析、运用和创新等能力的提高奠定了基础。同时，也为国内高校实验课程的整合提供可借鉴的经验。

（2）以实验内涵建设的形式，重塑课程的教学内容，满足课程对医学生能力培养的要求。其中，在课堂教学过程中通过引入对某些因果关系的探究，创新性地将原先的一些验证性实验变成了探究性实验，规避了采用自由式设计性实验教学可能会面临的诸多制约，让学生在传统课堂实验教学中也能学习实验设计，激发创新潜力。

（3）课程具有科研启蒙的特色，从理论、动手、思辨、设计、综合运用、分析、报告等方面让此阶段的医学生对临床科研工作有了初步却又全面的认识和体验，为新时代医学生胜任力的培养奠定基础。

（4）课程建设全面而系统，并注重发挥"教""学""内容""资源"和"评价"等要素在实现课程目标过程中的协同效应，避免了单一要素建设易出现的短板效应，为提升实验教学的质量和水平提供了全方位的支撑。

四、教改成效与推广

（1）通过重塑教学内容和完善课程体系等举措，实现了既定的教改目标，建立了一个较完整的、可持续发展的课程教学体系，教学效果提升明显。近两年问卷调查结果显示，学生对课程教学普遍感到满意，并认为自身的能力得到了明显的提高。

（2）建成了一支有整合意识和理念的实验教学团队，不仅具备了跨学科的教学能力，教学学术研究也卓有成效，完成教学研究课题6项，获上海市高校重点课程建设项目一项，发表教学论文7篇，并获得了"高等学校基础医学实践教学优秀论文大赛"一等奖。获各级各类奖项10余项，《能力导向梯度实验教学体系建设与实践》项目获得2019年上海交通大学"教学成果奖"特等奖。

（3）课程的影响力通过研讨会、校际的参观交流以及共享的教学资源也扩大到了国内的其他院校。在2017年和2019年的全国性大会上分别做了两次关于新教学理念的报告，得到同行的广泛好评。

（孙岳平）

第二十四章 实践教学设计案例3：病原生物学实验

摘要： "病原生物学实验"是临床医学专业本科必修课程，针对存在的课堂时间有限，但授课内容很多、实验室安全教育较薄弱、学生记忆知识能力强但应用知识能力偏弱3个主要教学问题，梳理教学目标，整合优化实验内容；利用现代科技手段，改革传统教学模式；引入形成性评价，采用综合性考评模式；开放实验室平台，助力创新能力培养；进行"润物细无声"的课程思政教育。经课程改革后，学生学习成绩及对课程评价明显提升，参与科创课题多次荣获国家级、省级奖项，并发表多篇论文。参与编写全国指导性行业共识和教师用书，虚拟实验项目在几十所高校推广，相关课程改革经验多次在全国继教项目中的推广。

一、课程简介与问题分析

1. 课程简介

"病原生物学实验"课程是临床医学专业本科必修课程，34学时、2学分，课程开设在三年级第一学期(临床医学五年制)或第二学期(临床医学八年制)。病原生物学实验课程是临床医学专业实验整合课程体系的重要组成，包括医学微生物学、人体寄生虫学相关的基本实验技术和检测方法。该课程是基础和临床之间的桥梁，通过本课程的学习，掌握病原生物学基本的实验技能和技术及其相关仪器操作，促进常见病原体的生物学特性、致病性和免疫性等理论知识的掌握，树立生物安全和无菌操作的观念，了解现代病原生物学新技术和新方法。通过操作训练、实验设计能力学习，以及完整规范的实验过程和学生自选题设计实验培养学生独立思考、分析问题、解决问题的能力以及团队协作精神，为下阶段临床专业课的学习及未来的医学临床实践工作打下坚实的基础。

本课程教学过程分为基础性(含验证性)实验、综合性实验和设计性实验三个阶段，采用混合式教学模式，传统教学方式与先进技术相结合，线下与线上实验相结合，实际实验(湿实验)和虚拟实验(干实验)相结合。

2. 国内外课程开设情况

目前,国内外医学院校对病原生物学实验课程都很重视。在国内医学院校中,该课程一般在大学二年级开设,课时数从 30～50 学时不等,授课内容中一般验证性实验比例逐渐下降,而综合性、设计性实验比例上升,一流院校有以创新性实验或第二课堂等形式开展拓展性、设计性实验。在北美地区的医学院校中,该课程一般安排在第一或第二学年,由于绝大多数学生都已掌握扎实的普通微生物实验技能以及不开设寄生虫实验相关内容,因此比国内学时少得多,一般只有 10 学时左右,最多也才 18 学时,内容也多为综合性实验。

3. 存在问题

(1) 课堂时间有限,授课内容很多。由于课程整合,本实验课程的时间比原来减少,不但实验内容并未减少,要求并未降低,而且由于有安全教育、思政教育需求,课堂时间捉襟见肘。

(2) 实验室安全教育较薄弱。随着新冠病毒感染等传染病的流行,以及实验室安全事故的不断发生,让人们意识到实验室安全教育的重要性。

(3) 学生记忆知识能力强,但应用知识能力偏弱。作为应试教育的优秀学子,现在的学生接受新事物能力强,但分析、解决实际问题的能力较弱。在重构教学过程中,引入病例,以虚拟标本的检测加强用基础理论解决实际问题的培训。

4. 解决问题的思路和方案

(1) 梳理教学目标,整合优化实验内容。确定知识目标、能力目标和素养目标,重构实验内容。

(2) 利用现代科技手段,改革传统教学模式。利用计算机网络及虚拟实验等技术,采用慕课、翻转课堂等多种授课形式,将常规的实验课堂扩展和延伸。

(3) 改革实验考评体系,引入形成性评价。形成性评价强调教学过程与评价过程相结合,重视和强调教与学过程中的及时反馈和改进,既有助于教师了解教学效果并优化教学,又有助于学生及时了解自己的学习状况并调整学习策略。

(4) 开放实验室,鼓励科创性实验。利用实验室空间与仪器,接收八年制临床专业学生 RBL 实验或科创实验小组进入平台学习。

二、教改举措

1. 教学目标梳理

布鲁姆教育目标理论是目前教育领域公认的指导性理论,其教育目标包括认知领域、情感领域和动作技能领域三大领域，即知识、能力和素质三大方面。我国教育部和卫生部 2008 年颁布的《本科医学教育标准——临床医学专业（试行）》，对评估本科医学生知识、能力和素质提出了相关具体指标。基于此，本课程设定目标如下。

（1）专业知识。掌握重要病原的生物学特性及实验室诊断方法，掌握病原生物学的基本研究方法和技术。

（2）专业技能。学以致用，正确地进行相关实验和仪器设备的操作。应用所学知识分析和解决传染性疾病检测诊断相关问题，并能对数据进行合理的分析，规范完成实验报告。

（3）综合素养。树立生物安全的观念，建立无菌操作的意识，培养学生的安全防范能力；爱党爱国，树立正确的人生观和价值观；具有敬畏生命、甘于奉献的医学精神。

2. 教学内容整合优化

通过对原寄生虫学和微生物学实验教学内容进行梳理，减少重复讲解的内容。比如：两者的主要实验材料都是病原体，遵守实验室规则，养成良好的操作习惯，树立生物安全的观念，培养安全防范能力是两个实验课教学的重要内容。再比如：显微镜是重要的仪器设备，油镜的使用在细菌和原虫的观察中都非常重要，还有吉姆萨染色方法、ELISA 等实验技术，在课程规划时都得到了很好的整合，尽量不要出现重复内容，提高课程设置的效率。

注意实验课程设计的高阶性和挑战性，减少单纯观察验证性实验内容，将其与基本技能性实验有机地结合，尽量在综合性实验中得以体现。以病例形式导入，通过虚拟标本或自体标本的检测，提高学生分析问题和解决问题的能力。比如：我们以案例导入的形式把病原性球菌形态特点、细菌平板划线技术、细菌的接种与培养、抗链球菌溶素"O"试验、药敏试验等设计为病原性球菌的检测与鉴定的综合试验，不仅使同学们掌握了相关的知识和实验技能，而且让学生详细了解实验室鉴定的基本程序和诊断化脓性球菌感染的实验方法。类似的综合性实验还包括胃肠道病原体的检测与鉴定、流感病毒的检测与鉴定等。这样的教学安排使得病原体的形态特征、培养方法与培养特性、生化诊断技术与免疫学诊断技术结合在一起，使临床专业学生建立起病原体的感染与实验室诊断的系统性概念，熟悉检验室鉴定流程，为从事临床医学实践工作奠定基础。

引入聚合酶链反应（polymerase chain reaction，PCR）、基因测序、基质辅助激光解吸飞行时间质谱（matrix-assisted laser desorption/ionization time of flight mass spectrometry，MALDI - TOF - MS）等新的实验技术和手段，设计出一些新的实验项目。

3. 课程资源的建设

课程资源的建设主要包括两个方面。一方面是传统课程资源,包括实验教材、教学大纲、预习报告、实验报告、测试试题库和思政素材库。所用教材《病原生物学实验教程》(第二版)于2019年由人民卫生出版社出版,涵盖医学微生物学实验与人体寄生虫学实验的内容,分为基础验证篇和综合设计篇。另一方面是电子资源,自主开发了"细菌的形态学检查"和"医学寄生虫学实验诊断"两套虚拟教学软件,正在开发"流感病毒分离与鉴定"软件。委托公司制作了虚拟实验网站,拥有"脑脊液的分离鉴定"和"细菌的接种"等多项虚拟实验的使用权;制作了包括实验基本要求、实验室安全培训及实验相关基本技术3个方面的20余个微课程,其中实验室安全培训方面有"实验室生物安全""实验室风险评估""生物安全实验室操作技术规范""实验室意外事故应急处置"以及"实验室常用防护设施的使用"等八个微课程;制作病原体形态学的电子标本库等。

4. 建设在线学习平台,开展混合式教学

在传统资源和电子资源的基础上建立了基于超星平台的线上课程(在超星之前,使用本校课程网站,点击率达到20多万次),以虚拟实验网站和电子标本库作为辅助。将实验室生物安全内容设置为导论内容,要求在正式开课之前完成并通过测试。每次课前学生通过视频学习、虚拟实验操作,完成预习报告并经网上提交。教师通过预习报告了解学生的掌握情况。在正式上课时把主动权交给学生,让学生小组讨论需要进行的实验,拟安排的实验步骤,并针对预习报告反应的问题引导学生得出正确的结果。尽量把宝贵的课堂时间留给学生操作。课程结束前5分钟请同学们分析实验结果,探讨实验成败原因。最后,需在课后提交纸质版的实验报告。某些由于实验室安全原因或者时间原因无法实际操作的实验也需要在虚拟实验网站完成,并通过测试。

5. 开放实验室平台,助力创新能力培养

开放实验室平台,与教研室教师合作接纳RBL和科创实验小组。由教师提出实验的思路,或由学生自己提出其研究方向,然后学生查阅文献,提出实验方案,通过教师审核后进行开展实验,并在实验过程中不断优化实验方法,得出实验结论并总结成文。相关研究项目,如"问号钩体相关基因特征分析"、"不同存储方法对鼠肉内旋毛虫幼虫感染性的影响"、"鲍曼不动杆菌基因分型与耐药性分析"、"中草药苍术提取物抑菌及空气消毒效果的研究"、"幽门螺杆菌耐药性研究"、"公共交通工具细菌污染情况监测"和"肺炎克雷伯菌噬菌体研究"等均顺利开展与实施。每年容纳实验团队10组左右,平台安全、高效、有序地运行。

6. 综合性考评模式

将原来的终结性考评模式转换为综合性考评模式,即在保留客观终结性评价的

基础上引入形成性评价，主要包括课前的预习报告、虚拟实验和课中的提问、操作、随堂测试及课后的实验报告、虚拟实验，从而反馈全面、精准、及时，促进学生进步。各部分成绩组成及评价内容如表24-1所示。

表 24-1 病原生物学实验课程考评体系

项 目	比 例		评 价 内 容	
	终结性考评模式	综合性考评模式	终结性考评模式	综合性考评模式
平时成绩	20%	40%	实验报告完成情况	预习情况，实验报告，随堂测验，虚拟实验
操作考试	40%	30%	实验操作技能，实验室生物安全防护	
理论考试	40%	30%	理论及实验知识，分析和解决问题的能力	

强调教师及时将学习情况对学生进行反馈，并根据班级学生特点改进教学方法。主要改变如下：① 为便于教师和学生之间的沟通与联系，课前通过学生年级辅导员组建以实验小班为单位的班级微信群。② 期末客观考试占比由80%下降到60%。③ 在实验课过程中随机安排4次随堂测试，测试采用"问卷星"平台进行，学生扫二维码即可答题，题量控制在5～10分钟完成，设置好正确答案解析和名次显示，教师和学生都能及时看到正确答案和得分，教师当堂讲解得分率低的题目，并通过微信私下提醒排名最后的学生。④ 预习报告一定要完成，并且在课前一天上交，易错内容也是教师授课时重点强调之处。⑤ 虚拟实验在课下完成，设置虚拟实验软件完成时间，教师在后台可以及时查看学生完成情况。⑥ 统一实验报告评分标准，不允许仅批注"已阅"，每一小题都要有对错判定，教师一定要红笔标注严重错误，每次上课第一件事就是反馈实验报告和预习报告。⑦ 学生实验课堂表现评分来源于两个方面，首先是课中讨论，其次是实验操作。这就需要教师加强实验课中的巡视和观察。平时成绩由实验报告15%、虚拟实验10%、随堂测试、预习报告和课堂表现各5%组成，占总成绩的40%，评分依据在教学会议上协调统一，尽量量化，减少主观因素的影响。

三、课程思政特色

进行"润物细无声"的课程思政教育。立德树人、教书育人，新时代的医学教育是造就有灵魂的卓越医学创新人才。什么是有灵魂？习近平总书记说过"坚定不移听党话、跟党走，努力成长为堪当民族复兴重任的时代新人"，爱党爱国就是基本要求。在专业课程教学中可以潜移默化,可以由小见大,认真设计不会比马列等政治课的效果差。

1. 收集整理相关思政素材

团队教师集思广益,找每节课可能存在的思政点,查找资料,按思政映射点、相关知识点、素材简介、正文内容以及参考文献等几方面编写思政案例。编写好后,教师们利用集体备课进行集中学习。病原生物学相关实例很多,比如防治鼠疫的伍连德、培养沙眼衣原体的汤飞凡等,授课时有技巧地插入其中,培养学生爱党、爱国、爱校的精神。由于此套案例编写质量很高,获得医学院思政竞赛二等奖。现正在将这套案例视频化。

2. 因课制宜引导感悟

巧妙利用实验相关内容即时发挥,比如基本实验器材显微镜,没有专人维护,依靠学生爱惜,由于教师引导好以及学生素质确实很高,迄今为止,使用近十年的200余台显微镜,仅有一个镜头发生损坏。在授课时,就可以引导同学像学长们一样爱惜显微镜,引申到对公共财物的态度,引申到国家为了培养他们不惜重金的投入等等。比如某实验中需要同学献出5毫升血液作为其他同学的实验材料,对积极站出来献血的同学及时进行表扬鼓励效果也很好。

3. 发挥学生的主观能动性

由于上课时间有限并没有太多时间讲解,积极发挥学生的主观能动性,让他们选择一项与学科相关的诺贝尔生理学或医学奖工作、病原体的发现或治疗等内容,编写博文发送朋友圈作为平时作业,不仅使同学们学习了科学知识,做了科普宣传,也能领悟到科学家们的开拓创新精神和爱国情怀。

4. 重视学生每一次课的收获与感受

要达到良好的专业课以及课程思政效果,需要教师重视学生每一次课的收获与感受,及时反馈,或批评或表扬,表扬一定要说出学生的大名,让他有小小的满足感;而批评则不妨含蓄一点,给他改进的机会,不要伤害学生的自尊心。

四、教学创新成效与推广

1. 教学创新成效

(1)课程教学评价。课程的教学创新,获得了师生高度认可。为教学团队考评前1/3的免答辩团队。每年学生对课程的总体满意度都达到99%以上,对课程内容安排均100%满意,认为本课程可以激发科研兴趣在96%以上,成绩评价体系改革后的满意度由87%提高到98%。

(2)学生创新成果。学生参与相关RBL课题和科创课题获评国家级一等奖1项(第五届全国大学生基础医学创新论坛大赛,2018)、优胜奖1项、上海市级奖项2项和医学院级奖项 4 项，多项入选国家级、上海市级及院级科创项目，发表相关 SCI 收录论文 3 篇，其他科研论文和综述多篇。

2. 课程建设成果

（1）教材出版。结合教学内容创新，教学团队已出版 5 部教材（主编 1 部，参编 4 部），另外作为牵头单位编写的《病原生物学与免疫学实验行业共识》已在人民卫生出版社出版发行，作为行业标准性文件在全国医学院校推广。

（2）课程网站建设。建成"病原生物学实验"超星课程网站，经三年六轮使用，在疫情期间发挥了巨大作用。参与国家级教育部一流本科线上课程、国家级在线开放课程和中国医学教育慕课联盟规划课程建设。

（3）教学获奖。课程创新成果获得省级教学成果奖二等奖（2 项）、校级教学成果特等奖（2 项）、课程思政素材二等奖等。

（4）教学课题。结合课程建设内容，主讲教师承担校级教学课题 6 项，参与国家级及省级教改项目各 2 项。

（5）教学论文。基于课程教学创新成果，主讲教师发表核心期刊教学论文 12 篇（第一作者 7 篇）。其中《综合性考评模式在"病原生物学实验"课程中的实施》获 2019 年高等学校基础医学实验教学优秀论文大赛一等奖。

3. 创新经验总结

（1）梳理教学目标和整合教学内容，以岗位胜任力为指导，构建符合学情的课程体系。

（2）建设丰富的课程建设资源，并以此为依托，采用混合式教学模式。让学生的课堂延伸，先动脑、动口，再动手，促进学生主动学习，提高学习的能力和效率。

（3）遵循教学循序渐进的规律。由浅入深，锻炼学生掌握知识的基础上分析和解决问题的能力。

（4）重视学生的参与度，力争全面、精准、及时反馈学生学习情况，及时调整教学节奏以促进学生进步。

4. 创新经验推广

课程的影响力通过课程行业共识的编写、基础医学实验示范教程教师用书的编写、全国继教项目中的报告以及共享的教学资源也辐射到了国内的其他院校。自主研发了"细菌的形态学检查"和"人体寄生虫学综合实验"两个项目，不仅获得全国医学虚拟仿真实验作品大赛一等奖，而且已有几十所相关高校几十万人次医学生使用。

（赵　蔚）

第二十五章

实践教学设计案例4：外科学实习

摘要："外科学实习"在临床医学专业的本科阶段第五年开展，是临床医学专业本科阶段的必修课程，也是医学生从临床前的理论学习向临床实践过渡的桥梁课程。针对这一时期学生操作练习机会不足、非操作性技能培养薄弱、学生分散及教学时间碎片化等主要教学问题，基于发现式学习的原理和理论指导，整合线上、线下教学的优势，开发SPOC线上教学资源和以任务为驱动的情景模拟教学，优化外科实习教学的组织形式；形成基于小组学习的自适应性混合式教学模式；打造"眼里有光、胸中有智、腹中有才、心中有爱"的"四有"课程思政；建立360°多元评价体系。对照研究结果表明，混合式教学设计显著提升了学生在外科实习阶段学习的自主性和操作机会，学生满意度更高；外科技能考核成绩优于传统临床实习教学。

一、课程简介与问题分析

1. 课程简介

外科临床操作性技能和非操作性技能（如医患沟通能力、团队协作能力、领导力等）是外科医护人员必备的职业核心能力，也是临床医学专业最重要的教学任务之一。外科实习教育是医学生进入临床学习的第一站，是实现临床能力培养的基础环节，帮助学生将外科学中学到的理论知识与实践相结合，培养临床思维方法，学习解决临床实际问题，引导医学生从临床前阶段向对患者实际进行诊疗进行过渡。

外科学实习是一门实践课程，是临床医学专业本科阶段的必修课程，在临床医学专业的本科阶段第五年开展，12周，计12学分。本课程采取线上、线下混合式课程设计，线上与线下比为1∶3，理论与实践比为1∶3。课程依托教学型医师这一创新制度安排组织教学，线上资源为小规模限制性在线课程（SPOC），线下课程为定制化的情景模拟教学。整个课程以自适应式主动学习为内驱力，以小组学习为主要形式。

2. 学情分析

从学生起点水平、学习习惯、能力等开展学情分析发现：

（1）学生理论知识与实践能力存在一定脱节现象。一方面，学生通过医学基础课已经完成了基础知识的储备，学力较高；另一方面，距离学习理论知识已有半年以上，知识记忆存在漏洞，体会不深。

（2）学生已具备了小组学习、在线学习的基本能力。本校学生在基础医学教育阶段已广泛开展 PBL 教学，具备了良好的小组化学习和主动性学习的能力。他们对更具交互性的基于互联网的学习模式接受度高。

（3）学生临床操作练习的机会相对有限。当前，医学生实践操作机会不足，床边教学的教育机会偶然性过强。许多疾病并非随时可遇到。

（4）当前的法律要求和社会环境不支持医学生直接通过患者进行临床操作学习。临床教学要为患者的安全和他们的知情同意权做出让渡。

（5）学生的非操作性技能仍是临床教学的薄弱环节。医学生非操作性技能的培养不足。特别是医患沟通能力、人文关怀能力、领导力、团队协作能力需要创造训练机会。

（6）学生按小组分散在各科室进行实习，不利于集中学习。实习期间，学生以3～4名为一组分散在各科室学习，学习时间不统一，不易组织集中上课学习。

3. 痛点问题

（1）实习学生在空间上比较分散，在时间上难以协调（碎片性）。实习学生按照实习小组分布在临床各个科室进行学习，难以组织统一的教学活动。同时，实习学生需要观摩和参与各科病房对患者的诊治活动，教学时间的安排不统一，客观上导致教学机会和时间的碎片化。

（2）实习学生临床技能操作受多重因素限制，机会缺乏（受限性）。学生技能操作机会不足，常常涉及患者不同意，甚至行医资质的法律问题。临床上，很多伤病是急性起病、突然发生的，而有一些重要的病症又属于少见病，这决定了实习学生在临床实习时教育机会的偶然性。另外，有一部分患者不愿意由实习学生对其进行诊疗，而对于有创性的临床操作，法律上对医师资质有明确的规定和要求。这些都制约了实习学生的临床学习。

（3）实习学生的技能学习偏重操作性技能。而忽略了非操作性技能（失衡性）。医患沟通、人文关怀、领导力、团队协作等非操作性技能是临床工作必须具备的素养，而在当前的教育环节中，实习学生缺少这方面的学习机会，非操作性技能的培养明显不足。

4. 解决问题的思路和方案

课程以发现式学习的原理和理论为指导，整合线上、线下教学的优势，以小组学习为组织形式,以自适应性学习为主要路径,提出解决上述问题的思路。

(1) 建设"菜单式"微课矩阵。依据外科学实习大纲对学生的具体要求,将《外科学》教材中的核心知识点进行拆解,将相关联的知识点进行归类、合并,形成多个有一定内在联系的知识链。然后,以这些知识链为主题,策划并建设微课,构成微课矩阵。每堂微课的时间控制在10分钟左右。学生使用时,可根据自身情况自主在"菜单式"微课矩阵中创建适合自己的线上课程,也可以提出补充课程。

(2) 搭建实习学生线上学习者社区。线上学习者社区作为微课矩阵的呈现终端,同时开放学习者发帖、回帖、发起讨论、线下课程预约等核心功能。这样不仅有助于小组学习的顺利进行,也有利于师生之间沟通及线上、线下课程的协调。

(3) 开发定制化线下情景模拟教学课程。本课程的线下教学内容直接来源于外科学实习大纲对医学生基本技能的要求。从能力训练导向出发,由实习学生自主提出学习需求,教师从情景案例库中迅速产生适合实习学生的模拟教学教案。教案内通过设定分支剧情,使得案例难度可根据学生实际水平进行上调和下调。定稿后,教辅人员对模拟情景所需的模拟器、模拟环境、人员、物资等进行准备。

(4) 打造"四有"特色课程思政。在课程全过程的各个环节融入思政育人元素,培养"眼里有光、胸中有智、腹中有才、心中有爱"的医学生。

(5) 构筑360°多元评价体系。建立线上、线下全过程、多主体、多手段的评价机制,重视形成性评价。

二、教学创新举措

1. 教学目标:以价值塑造为引领、以胜任力为导向

课程以发展学生的未来职业能力为中心,培养社会主义人民健康卫生事业的建设者和接班人,既要有深厚的理论功底,又要有过硬的临床技能,更要有为民解忧的人文情怀和勇攀学术高峰的使命担当。课程教学目标具体包括以下几个方面。

(1) 专业知识。通过课程,学生应掌握外科常见疾病的病因病理、临床表现、诊断和鉴别诊断、预防和治疗,特别是常见疾病的手术适应证和常用的手术原理。

(2) 专业技能。在能力培养方面,学生不但要熟练掌握技能性能力(如各项外科基本操作),还应具备良好的非技能性能力,包括人文关怀的共情能力、临床决策能力、领导能力、团结协作能力。

(3) 综合素养。医学生应具备人道、仁爱的医者初心,养成良好的医学伦理素养,树立起为我国的社会主义健康事业奋斗和奉献的医者情怀。

2. 教学内容：注重实践、整体培养综合能力

（1）建构临床真实诊疗情景。课程打破传统单一技能任务教学的限制，创建和模拟临床诊疗情景，为实习学生在仿真情景的驱动中发展综合能力创造条件。例如，作为单一的技能教学任务，对急性腹痛患者的病史采集和体格检查，实习生可能需要经过较长时间的思考和反复尝试后完成。而置身于模拟临床诊疗情景中，实习生受到仿真情景的驱动，必须在一定的临床思维的指导下，迅速而有重点地完成操作。

（2）突出沟通能力、团队协作能力、领导力等非操作性技能的练习。在传统实习教学中，实习生对非操作性技能的学习机会很少。本课程通过设置综合性情景任务，为学生们创建了学习团队沟通、团结协作、领导危机管理等机会。对于学生未来的职业发展意义重大，也是现代医学教育的重要内容。比如，在学习胫骨结节牵引技术时，学习小组需要以团队的形式，完成与患者的沟通，准备和选择合适的物料，在协作下完成操作。

（3）接轨学科最新进展和跨学科研究的前沿动态。本课程以基础知识、基本概念、基本技能教学为根本的同时，注意向学生介绍学科发展的新动态，特别是跨学科研究的最新进展，拓展学生的眼界，激发他们的学习和研究热情。比如，在学习骨折的手法复位与石膏固定技术时，向学生展示 3D 打印石膏的应用进展以及机器人精准复位的研究进展，引导学生关注多学科的交叉融合。

3. 教学方法：基于小组互助的自适应性学习

（1）学习小组自主创建微课矩阵。课程打破传统授课形式，强调学习的自主性和实践性。实习学生以学习小组为单位进行小组学习。在入科宣教完成后，教师带领学生查房，看一看本科室常见疾病的真实患者。然后，教师引导学生进行讨论，收集关于这些疾病的所有问题，从而创建出一个问题清单。基于问题清单，学生自主创立知识学习目标，在菜单式微课库中进行选择，形成微课矩阵。接下来，学生进入线上学习阶段。他们根据自己的时间安排，通过移动端 APP 来学习在线的微课。他们可以反复地观看，也可以通过移动端内的学习者社区进行讨论，带教教师可随时参与讨论或补足学生要求追加的知识讲解。

（2）基于学习分析定制情景模拟教学。实习学生在学习平台上学习行为可被记录分析，包括点播次数，完整播放情况，反复观看的数据，发帖、回帖、讨论发言等。通过学习分析，从中可发现学生的学习关注点与难点。基于此，定制情景化模拟教学课程，学生可在平台上预约定制。

（3）自适应性的情景模拟技能训练。情景模拟教学是实现学生由"to know"进步为"to do"的有效教学方法。本课程针对实习学生的特点，制订切实可行的模拟教学教案，创新性地通过分支剧情设计，在模拟情景中隐藏"救生圈"和"升级梯"。在模拟

情景中,教师通过教学诊断,若发现当前教案的难度对该学生来说偏难,可以启动情景中的"救生圈",触发分支剧情,转为难度较低的学习内容。反之,如果发现当前教案对学生来说过于简单,可以启动情景中的"升级梯",推动学生进入难度高一些的学习内容。

4. 评价与反馈:360°多元评价,促进学生发展

本课程的考核采用形成性评价与总结性评价相结合的方式,有以下几个方面构成。

(1)出勤情况和在线课程完成度。本课程要求全勤、所有在线微课全部播完。如有缺勤,需要补足。

(2)在线学习讨论的活跃度及讨论质量。通过回顾学生参与线上讨论的情况,对其发言次数、发言质量进行定量。言之有物、言之有理的讨论被定义为有效讨论。"点赞"和"同意"等不计为有效讨论。

(3)理论知识的卷面考核。在线下教学前进行的理论测试按照形成性评价来进行设计。考核内容为选择题。错题需要订正,并且填写错误分析。课程结束后的考核为总结性评价。题型包括单选题、多选题、填空题及论述题。论述题为开放性问题,考察学生的知识面。

(4)技能考核。以《中国医学生临床技能操作指南(第三版)》为技术标准,在课程进行过程中,以检核表为工具评价,学生通过逐步修正,最终达到技能的形成。在课程最后的考核为总结性评价,以评分表为考核工具。

(5)周围评价。由带教教师、病房护士、相应床位的患者对其沟通能力、关怀能力、合作能力方面的表现做综合评价。

在上述几个方面中,全勤或补足出勤、在线课程全部完成,是通过本课程考核的先决要求。其他几项评分占比分别为在线讨论分占10%、理论卷面考核占40%、技能考核占40%、周围评价占10%。

三、课程思政特色

本课程坚持"四有"特色课程思政建设,即培养"眼中有光,胸中有志,腹中有才,心中有爱"的临床人才。具体来说,眼中有同情仁爱之光,坚持生命至上,救死扶伤;胸中有为民服务之志,立志解民病痛,为民众谋幸福;腹中有经世致用之才,立足于国家、人民的需要进行实践,坚持人民立场;心中有清澈赤诚之爱,爱国爱党,爱乡爱校,爱社会主义制度下的全体人民。眼中有同情仁爱之光,重点是要培养学生救死扶伤的精神;胸中有为民服务之志,重点是要帮助学生树立起为人民服务的思想;腹中有

经世致用之才,重点是要学生养成务实创新、爱岗敬业的职业品质;心中有清澈赤诚之爱,重点是培养学生形成四个自信,做党和人民信赖的好医生。

本课程提出建设"活"课程的思政教学设计思想。"活"具体落实在四个方面:一是有根系,即扎根教学内容,不浮于表面,不牵强附会;二是聚人气,即以参与式的翻转课堂为主,在线上、线下多个场景展现;三是取真事,即优先融入离学生亲近的真人真事、学生有切身感受的时事;四是引"活水",即充分利用教学单位内送医下乡、红十字会救护、援外支边、抗疫抗灾等正在发生的事件。

1."四有"课程思政内容和考核建设

(1)思政育人坐标化与元素编码。为避免挖掘思政元素时的盲目及低水平重复,教学团队建立思政育人"四水平八维度"坐标系,即构建人类命运共同体、为国为民、爱乡爱校、院史榜样四个不同水平;医者仁心、人民立场、四个自信、爱伤重患、甘于奉献、敢闯会创、学术诚信、知行统一八个维度。针对每一项教学任务,教学团队在此坐标系的参照下进行结构化的发散思维,尽可能多地生发、拓展出思政元素,各元素按此坐标编码。编码后的元素更利于筛选和取舍,兼顾各方面的育人需求。

(2)全过程育人。不同的思政元素适合线上、线下等不同的教学场景,课前预习、课堂学习、课后作业、考试考核等不同的教学环节也需要相应的课程思政融入形式。本课程不疏漏任何一个教学场景和教学环节,坚持全过程育人。

(3)"三面"评价法。这是一套操作性强的方法,包括正面、侧面及反面评价。正面评价的常用方法是检核表法(即把评价项目具体化为可测评的行动,编制在检核表中)、学生思政成长记录袋法、关键事件交流法等。侧面评价是评价者从侧面来了解学生思想变化的方法。教师布置并指导学生制作科普短视频、做叙事访谈等课余活动,这些活动的过程可以从侧面反应学生的思想水平。另外,在当前网络平台极其活跃的背景下,学生发帖、点赞、评论等活动也是侧面评价的良好依据。反面评价是教师设计并录制一些包含部分不当行为与态度的临床操作视频,请学生们进行纠错。这可以从反面评价学生是否坚守正确的价值观念。"三面评价"忠实地反映了教学质量,在增进学生价值认同的同时,引导他们身体力行、学以致用。

2.课程思政的授课形式:基于经验的参与式课程思政

(1)价值塑造的本质。这是是非观念的形成和传递,是一种特殊的心理活动,遵循学生心理发展的客观规律。学生的经验、体验是形成价值判断的基石,学生所处的环境、客观形成的条件反射反应对学生的价值判断起到极其重要的影响。

(2)讲授式课程思政的局限性。讲授式的课程思政尽管能在一定程度上对学生的思想认识起到引领作用,但因着力于表面而有时会显得说教意味过浓。如果控制不好火候和时机,甚至可能引起学生的不良体验。

（3）参与式课程思政的优势。将课程思政以参与式教学活动的形式给予学生直接的经验或体验,让学生自动生发出价值判断,这能帮助学生形成更稳定的价值观。在参与式的教学活动中,通过营造特定的社交环境和条件反射,从而获得价值观导向,这能有助于学生在潜移默化中建立正确的价值观。

四、痛点问题解决情况

本课程不同程度地解决或者缓解了前述的几个重点问题。

（1）实习生空间分散与时间上难以统一的问题。本课程利用线上教学的便捷性、灵活性、可重复性,解决了空间问题;利用微课的形式将知识点进行分解,满足了碎片化的学习需求,解决了时间上的问题。

（2）实习生技能操作机会不足及床边操作受到现实所限的问题。本课程通过高仿真的情景化模拟教学,在保障患者安全的同时提供标准化操作和刻意练习的机会,很大程度上缓解了这一难题。

（3）实习生非技能性能力缺少训练的问题。本课程在情景化模拟教学的课程开发过程中,着重对这方面的能力培养进行了设计,该问题得到了一定程度的改善。

五、课程特色总结

本课程通过创新实践,形成以下特色。

1. 基于小组合作学习

本课程抓住实习学生分批、分科、分散进行轮转学习的特点,利用小组合作学习的优势,促使学生们分工协作,共享收获。这样的设计既避免了学生难于集中组织教学的劣势,又激发了小组内互助、协同的学习机制。

2. 自适应式主动学习

自适应学习建立在行为主义心理学、认知心理学理论基础上,是学习者通过自我去适应、调节信息加工的系统。本课程中自适应式的主动学习被贯彻在线上、线下教学的两个环节中。在线上学习阶段,学生先通过查房,对学习内容中发现的疑问,建立问题清单。再通过微课学习、小组讨论获得问题的解释。在线下学习阶段,情景模拟提供仿真案例,学生利用所学知识进行应用和分析,并且通过具体的操作,解决临床问题。在课程中,根据具体学生的个性化特点,实现动态难度调整。

3.情景模拟教学作为线下翻转课堂

医学情景模拟教学的理论基础建立在建构主义学习理论之上。情景模拟教学有设计地再现了临床的真实场景,学生进入情景后进行展现。通过模拟后的复盘和讨论,学生强化做对的部分、改进不足的部分,从而实现学习内容的内化,激发行为的改变,最终使患者受益。

（林　健）

第二十六章

实践教学设计案例 5：社会实践

摘要："社会实践"课程是一门指定性选修课,纳入专业培养方案。课程教学理念为"一核心、双贯通、三结合",即以"知行健康"为核心,立足医学专业、医学生特点,以培养医学生综合能力、造就符合新时代需求的新医科人才为目标;坚持理论教学与实践教学的贯通,实现理论与实践的螺旋交替式上升与提高;将思想政治教育、专业教育与社会服务紧密结合,以期让医学生真正达到德才统一、专博结合以及知行合一。该课程是一种"带着使命的学习",是思政教育、专业教育与社会服务的高度融合,医学与社会的有机结合。

一、课程建设背景

2017 年 2 月,中共中央、国务院印发了《关于加强和改进新形势下高校思想政治工作的意见》,指出要"注重理论教育和实践活动相结合","强化社会实践育人,提高实践教学比重,组织师生参加社会实践活动,完善科教融合、校企联合等协同育人模式,加强实践教学基地建设"。2018 年 9 月,习近平总书记在全国教育大会上的重要讲话中强调,"培养德智体美劳全面发展的社会主义建设者和接班人"。2019 年 10 月,教育部印发《关于一流本科课程建设的实施意见》,要求"深入挖掘各类课程和教学方式中蕴含的思想政治教育元素,建设适应新时代要求的一流本科课程,让课程优起来、教师强起来、学生忙起来、管理严起来、效果实起来,形成中国特色、世界水平的一流本科课程体系,构建更高水平人才培养体系",注重创新型、复合型、应用型人才培养课程建设的创新性、示范引领性和推广性,在高校培育建设基础上,实施一流本科课程"双万计划"。2020 年 10 月,中共中央、国务院印发《深化新时代教育评价改革总体方案》,对学生评价改革的重点任务是"促进德智体美劳全面发展",改革目标是"促进学生全面发展的评价办法更加多元"。2022 年 4 月,习近平总书记在中国人民大学考察时提到,"希望广大青年用脚步丈量祖国大地,用眼睛发现中国精神,用耳朵倾听人民呼声,用内心感应时代脉搏,把对祖国血浓于水、与人民同呼吸共命运的情感贯穿学业全过程、融汇在事业追求中"。党的二十大报告中对青年提出希望,要"立志做有理想、敢担当、能吃苦、肯奋斗的新时代好青年,让青春在全面建设社会主义现代化国家的火热实践中绽放绚丽之花"。

作为高校人才培养的重要环节,社会实践对于引导广大青年学生树立正确的世界观、人生观、价值观,培养大学生的社会责任感和历史使命感,增强学生认识社会、研究社会、理解社会、服务社会的意识和能力,促进学生全面发展具有极其重要的意义。

基于社会实践的重要性,学校着力加强社会实践课程建设,打造"社会实践"这门"金课"。

二、课程简介

"社会实践"课程是一门指定性选修课,在教学计划中占 2 个学分,总计 30 学时,其中理论课 8 学时,实践课 22 学时,实践课学时占总学时的 70％以上。授课对象主要面向全体大一、大二学生,也倡导全院本、硕、博学生积极参与。该课程纳入专业培养方案(见图 26－1)。

临床医学八年制培养方案

学年	第一学年		第二学年		第三学年		第四学年		第五学年		第六学年		第七学年		第八学年	
学期	1	2	3	4	5	6	7	8	9	10	11	12	13	14	15	16
课程模块	通识课程与医学前期课程		基础医学(人体健康与疾病导论)		基础医学(基础医学整合课程)		临床医学(临床医学整合课程)		临床各科实习教学		临床二级学科培养 科研训练 学位论文					
外语	公共英语/法语				医学专业英语/法语											
综合素质	早期接触临床		社会实践		探究为基础的学习(RBL)		科研训练				临床科研训练					
选修	艺术人文;自然科学		社会科学;卫生经济;卫生法		基础医学;管理学		沟通技巧		临床医学;科研方法		临床专业讲座					

临床医学五年制培养方案

学　年	第一学年		第二学年		第三学年		第四学年		第五学年	
学　期	1	2	3	4	5	6	7	8	9	10
课程模块	通识课程与医学前期课程		基础医学（人体健康与疾病导论）		基础医学（基础医学整合课程）		临床医学课程		临床各科实习轮转	
英　语	公共英语		医学专业英语							
综合素质	早期接触临床；人文社科类选修课		社会实践；医学基础类选修课		科研训练；医学基础类、专业类选修课		医学专业类选修课		毕业综述	

图 26-1　临床医学八年制、临床医学五年制专业培养方案

　　社会实践课程的教学理念可以凝练为"一核心、双贯通、三结合"。所谓"一核心"，是以"知行健康"为核心，立足医学专业、医学生特点，以培养医学生综合能力、造就符合新时代需求的新医科人才为目标。所谓"双贯通"是理论教学与实践教学的贯通，实现理论与实践的螺旋交替式上升与提高。所谓"三结合"是将思想政治教育、专业教育与社会服务紧密结合，以期让医学生真正达到德才统一、专博结合以及知行合一。

三、课程目标

　　该课程以"立德树人、实践育人"为目标，通过学习，由低阶到高阶，逐步提升学生以下五个方面的知识和能力水平，从而培养有灵魂的卓越医学创新人才。① 系统地掌握社会调查研究的基本原理和方法，能熟练运用社会调研原理体察社情国情民情、从医学视角把握卫生健康现状，增强自身责任感和使命感。这一点属于记忆、理解的目标要求。② 系统地掌握卫生健康调研课题开展的方法与步骤，具有设计和实施课题研究的基本能力。③ 掌握健康急救的基本原则和基本方法，并能进行一定的健康知识宣讲和传播，具备基本的服务社会的能力。以上这两点属于应用、分析的目标要求。④ 掌握调研成果转化的基本途径和方式，掌握成果总结和提炼的基本方法，具备从问题中创新、进行成果转化的初步能力。⑤ 掌握"健康中国"战略的最新进展，兼具预防治疗、康养的生命健康全周期医学的新理念和新应用。后两点属于评价、创造的目标要求。

　　围绕"知行健康"，以医学生为本，社会实践课程不断提升学生社情、国情、民情、医情的感知认知能力、调查实践能力、科研探索能力、成果转化能力、责任感和使命感。

四、教学团队

社会实践课程的教学师资分为核心师资和外延师资。核心师资作为主要授课教师团队，主要扮演的是规划者、引导者、组织者的角色，依据课程计划开展教学工作、组织教学活动、提供教学资源、跟踪教学管理、收集教学反馈、实施教学评估。此外，还有外延师资，包括专业教师、思政教师、附属医院的医务人员、基层卫生医疗机构的工作人员都可以是社会实践课程的带教教师，参与具体实践的指导工作。外延师资扮演的是传授者、示范者、促进者的角色，依据课程计划参与部分教学环节，指导学生开展相关教学活动并达到教学期望目标。核心师资加外延师资，形成全员育人的合力。

五、课程建设及应用

1. 课程的建设发展历程

社会实践课程在不断的实践探索中经历了三个时期。① 初期是平面教学期，社会实践作为第二课堂项目化、团队式短期集中开展。② 中期是立体教学期，从第二课堂逐步过渡到第一课堂，加入课程元素，社会实践逐步饱满起来。③ 现在是全景教学期，已形成课程体系，第一课堂、第二课堂有效衔接与互相渗透，理论课程更有深度、更完善，实践教学更丰富、更多元。

从单一形式和内容，到多元化形式和内容，扩大了宽度；从面上覆盖，到重点项目和特色实践项目的开拓，提升了广度；从以实践为主，到兼有理论指导和实践，再到实践成果的转化探索，增强了深度。可以说，这是近几年学校在社会实践课程上做出的积极努力和重大改革。

2. 课程要解决的重点问题

社会实践这门课程要解决的重点问题主要有三个方面。① 解决学校与社会脱离、理论与实践脱离的问题，解决学生缺乏社情国情认知、脱离社会，欠缺基层实践经验的问题，提升其服务意识、团队合作能力等，培养更完善、全面的医学生。② 解决第一课堂和第二课堂过渡与衔接的问题，培养学生运用第一课堂知识开创性、针对性地解决实际问题，并增强研究创新能力、培养自身责任感及使命感。③ 解决后第二课堂的创新与研究问题，解决优秀成果后续深入研究与转化应用的问题，帮助优秀成果后续转化为有效提议案，真正做到服务社会；或者进一步发表论文、参加竞赛、申请专利等，形成高质量的学术成果。这门课程最终旨在实现理论与实践一体化、贯通式实践育人模式，优化第一课堂与第二课堂衔接与融合。

3. 课程体系

社会实践课程主要分为理论教学和实践教学两部分。理论教学 8 个学时,涵盖知行健康的使命与责任、党的调查研究学习、社会调研的原理与方法、知行健康实训课等,课程内容融入时代内涵,涵盖思政教育、临床实训、社会调研以及创新实践等。实践教学 22 个学时,涵盖面上项目——健康调研通识实践,全员参与,立项实施;重点项目——知行健康专项实践,自主报名,双向选择;特色项目——行走的医学课堂,据项设团,择优选拔。三个层面三位一体,分层分类。理论教学与实践教学有机结合(见图 26 - 2),互相渗透,有效衔接。

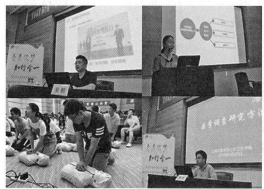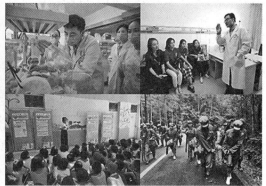

图 26 - 2　课程理论教学和实践教学场景

同时,社会实践课程积极拓展实践教学平台,现有长期定点的实践教学基地 20 多个,以上海为中心辐射至全国各省市(见图 26 - 3)。

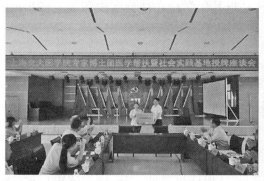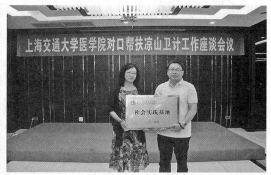

图 26 - 3　社会实践基地挂牌

在课程实践教学版块,面上项目主要是指健康调研通识实践,学生自行组队,申报立项,立项通过后按照计划实施。近三年学校立项情况为 2020 年 106 项、2021 年 152 项、2022 年 152 项。重点项目主要是指知行健康专项实践,学生通过自主报名,由学校遴选推荐进国际组织、进机关事业单位、进学校、进社区、进基层医疗机构、进医院等开展实践锻炼，如"践行杏林""青苗计划"等（见图 26-4）。特色项目主要是指行走的医学课堂，由学校顶层设计，打造专门的品牌项目，选拔符合项目条件的师生组建社会实践团队，打造移动教学模式，如"带着博导去下乡""健康扶贫特色项目""红色砥砺实践""山山圆梦支教"等项目（见图 26-5）。

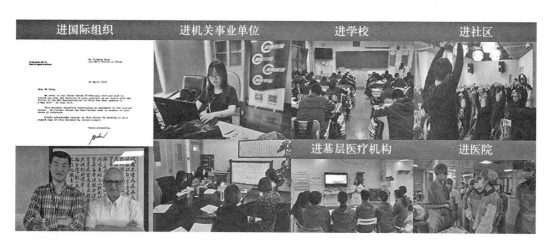

图 26-4　知行健康专项实践——自主报名，双向选择

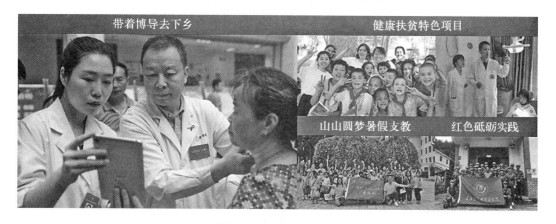

图 26-5　行走的医学课堂——据项设团，择优选拔

4. 教学资源整合

社会实践课程结合党的新时期理论成果、《"健康中国 2030"规划纲要》以及主题教育活动，讲授宏观形势分析、健康战略解读的导论课；整合思政教育、公共卫生、临床实训等专业师资力量，增加新的课程元素，保障教学资源的充分有效，从使命责任、调查研究的原理与方法论以及临床医学基础实训课程等方面补足学生理论短板；形成"开题立项—组织实施—结项答辩"完整的实践课程逻辑链条，打造社会实践典型案例，编制并完善社会实践实务指导手册，指导实践课程开展，充分协调各实践基地，建立实践项目指导教师库,保障社会实践教学经费、教具等,营造良好的教学环境。

教学资源全过程、全方位、多层次覆盖,形成理论与实践结合、课内与课外互动的贯通式、全面性教学,实现学校与附属医院、医务青年与医学生、上海市内与上海市外相联动的实践育人格局。

5. 课程教学内容及组织实施

在社会实践的课程教学内容上,理论教学与实践教学互相支撑,达到"知"与"行"的统一;教学方法上,遵循"教学有法,教无定法,贵在得法"的原则,融合互动教学法、情景教学法、探究教学法、体验教学法等多种方法,培养创新性思维和批判性思维;教学组织与实施上,突出学生中心地位,根据医学生认知规律和接受特点,创新教与学模式,因材施教,促进师生之间、学生之间的交流互动、资源共享、知识生成。

6. 课程成绩评定方式

该课程采取形成性评价和终结性评价相结合的方式评定成绩。形成性评价,即通过社会实践个人记录手册,加强过程管理,跟踪指导,注重社会实践教学过程中的及时反馈和改进;终结性评价,即通过研究型、项目式学习,最终采取研究论文/报告答辩的评价方式,分为开题立项、答辩结项、总结凝练、成果转化四个流程。开题立项,主要是把握社会实践的立意与选题,对项目的开展予以前置审查和辅导,保证实践项目的科学有效;答辩结项,是对调研过程和成果予以评定,完成社会实践学分的认定;总结凝练,主要是深化社会实践组织开展工作的认知和理解,对优秀项目和个人进行表彰,树立榜样和典型,开展优秀项目分享交流,进一步总结社会实践成果;成果转化,主要是推荐优秀成果参与"知行杯"大学生社会实践大赛、"挑战杯"大学生课外学术科技作品竞赛、"互联网$^+$"大学生创新创业大赛等赛事,促进更深入研究,推动优秀成果转化为人大代表建议、政协委员提案,发挥咨政建言作用。

7. 课程评价

课程将学生成果、社会反馈、同行评价、第三方评价、媒体报道等多维评价方式相结合,以"理论-实践-再理论-再实践"的闭环形式,实现第一课堂和第二课堂的有效衔接。

8. 课程成效

课程成效主要体现在四个方面:一是实践育人成效显著,围绕立德树人根本任务,深化了医学人才培养内涵,促进人才培养质量的提高;二是通过长期积累与探索,课程教学模式已逐步成为国内医学院校社会实践的范式,具有可复制、可推广、可借鉴的经验,目前在长三角医学院校联盟中发挥了示范引领作用;三是该课程是学校有灵魂的卓越医学创新人才培养体系中的重要一环,学校人才培养体系的构建和实践得到高度认可,获 2018 年国家级教学成果奖;四是主动适应和对接当代医学新发展、健康服务新需求,加强学科交叉和融合,推动新医科建设和"医学十"复合型人才培养改革。近年来,学校社会实践硕果累累,获评国家级、市级荣誉多项,一系列项目转化落地。

六、课程特色与创新

1. 课程特色

社会实践课程的特色归结为一种"带着使命的学习",是思政十专业十服务的高度融合,医学十社会的有机结合。思政元素体现在课程化、体系化、全员化,充分彰显"三圈三全十育人"理念。专业元素体现在遵循医学生特点,体现鲜明的医学特质,围绕"知行健康",学以致用,以学促用,培养符合新时代需求的新医科人才。服务元素体现在带着职业使命,去认识社会、研究社会、理解社会、服务社会。医学院校社会实践一肩担二义,扎根中国大地,一方面实现"立德树人",推动教育强国;另一方面"服务社会",助力健康中国。

2. 课程创新

课程的创新点主要有以下 3 个方面。① 教学理念创新:以医学生为中心,把医学生的专业方向和学术志趣融入社会问题的解决过程中,从而实现价值引领与能力建设,为医学职业生涯发展打下扎实基础。② 育人模式创新:遵循导向性、发展性、自主性和区别性的原则,创新思路、优化载体,打造灵活丰富、分层分类的全景实践教学模式。如社区卫生服务中心安宁疗护实践专项、"行走的医学课堂"特色实践课等满足了学生多元化需求。③ 组织实施创新:通过顶层设计,统筹教学资源配置。如加强与附属医院的联动让"现在的医生"指导"未来的医生"、开展基础生命支持相关实训等,帮助医学生适应新医科要求的从治疗为主到生命全周期、健康全过程的全覆盖。

同时,课程充分体现了"两性一度"。① 提升高阶性:课程目标坚持知识、能力、素质有机融合,培养学生解决复杂问题的综合能力和高级思维;课程内容强调广度和深度,突破习惯性认知模式,培养学生深度分析、大胆质疑、勇于创新的精神和能力。② 突出创新性:教学内容体现前沿性与时代性,及时将学术研究、科技发展前沿成果引入课程;教学方法体现先进性与互动性,大力推进现代信息技术与教学深度融合,积极引导学生进行探究式与个性化学习。③ 增加挑战度:课程设计增加研究性、创新性、综合性内容,加大学生的学习投入,科学"增负",让学生体验"跳一跳才能够得着"的学习挑战;严格考核、考试评价,增强学生经过刻苦学习收获能力和素质提高的成就感。

七、课程建设计划

下一步主要从以下四个方面着力推动社会实践课程的规范化建设、可持续发展。

1. 加强医教协同,携手长三角医学院校创新共建

联动长三角医学院校联盟单位,实现社会实践的资源共享、共建基地、交流互访、搭建平台,积极探索实践新时代医学生培养的路径,服务长三角一体化国家战略。

2. 紧跟时代步伐,聚焦新医科建设,找准结合点

按照卓越医生教育培养计划 2.0 和新医科人才培养要求,进一步推进医工理文融通,紧跟以人工智能为代表的新一轮科技革命和产业革命形势,主动结合精准医学、转化医学等领域,提升社会实践能级,培养引领医学发展的卓越医学人才。

3. 推进实践基地建设,加强项目统筹整合,拓展实践育人平台

未来将着眼于长期性、定点运作模式开展社会实践课程,将短期项目化运作与长期定点实践育人模式相结合,打造长期固定的社会实践基地。

4. 搭建优秀成果转化平台,提升课程价值

未来立足"知行健康",围绕公共卫生、医疗健康主题,以社会调查研究为主要成果载体,拓展优秀成果的转化和应用。

知者行之始,行者知之成。社会实践课程坚持立德树人根本任务,根据学校办学定位和人才培养目标定位,以学生发展为中心,聚焦"知行健康"内核,将继续努力,做实做强,构建全员全过程全方位育人大格局,也为社会做出更多贡献。

(游佳琳)

姓名：＿＿＿＿＿＿＿＿＿

时间：＿＿＿＿＿＿＿＿

地点：＿＿＿＿＿＿＿＿

患者：□男　　□女　　年龄：＿＿＿＿＿　　床位号：＿＿＿＿＿

诊断：＿＿＿＿＿＿＿＿＿＿＿＿＿＿＿＿＿＿＿＿＿＿＿＿

评价项目：（未达要求·达到要求·表现优秀）

1. 病史问询　　□1 □2 □3 □4 □5 □6 □7 □8 □9

2. 体格检查　　□1 □2 □3 □4 □5 □6 □7 □8 □9

3. 操作技能　　□1 □2 □3 □4 □5 □6 □7 □8 □9

4. 沟通技巧　　□1 □2 □3 □4 □5 □6 □7 □8 □9

5. 临床判断　　□1 □2 □3 □4 □5 □6 □7 □8 □9

6. 组织能力　　□1 □2 □3 □4 □5 □6 □7 □8 □9

7. 人文关怀　　□1 □2 □3 □4 □5 □6 □7 □8 □9

教师评语：

（优点）

＿＿＿＿＿＿＿＿＿＿＿＿＿＿＿＿＿＿＿＿＿＿＿＿＿＿＿＿＿＿＿＿＿

＿＿＿＿＿＿＿＿＿＿＿＿＿＿＿＿＿＿＿＿＿＿＿＿＿＿＿＿＿＿＿＿＿

＿＿＿＿＿＿＿＿＿＿＿＿＿＿＿＿＿＿＿＿＿＿＿＿＿＿＿＿＿＿＿＿＿

（缺点）

＿＿＿＿＿＿＿＿＿＿＿＿＿＿＿＿＿＿＿＿＿＿＿＿＿＿＿＿＿＿＿＿＿

＿＿＿＿＿＿＿＿＿＿＿＿＿＿＿＿＿＿＿＿＿＿＿＿＿＿＿＿＿＿＿＿＿

＿＿＿＿＿＿＿＿＿＿＿＿＿＿＿＿＿＿＿＿＿＿＿＿＿＿＿＿＿＿＿＿＿

本次考核时间：_____分钟

学员签名：_____　　日期：_____
考官签名：_____　　日期：_____

轮转科室：_____　　　　　　　考核时间：____年____月____日

考核场所：□病历　　□门诊　　□急诊　　□其他　　指导教师：_____

实习医师姓名：_____　　　　　　班级：_____

考核技能操作名称：_____

技能操作难度：　　□易　　　　□中　　　　□难

执行同样操作次数：□0 次　　□1～3 次　　□4～10 次　　□10 次以上

患者资料：年龄：_____岁　　　　性别：□男　　　□女

评分项目	不适用/ 未观察	各项考核结果								
		未达标准			达到标准			超过标准		
		1	2	3	4	5	6	7	8	9
明确知道此项技能操作的适应证、禁忌证										
操作前告知患者并取得同意										
熟悉操作准备										
具有良好的无菌观念										
操作步骤正确、规范										
操作手法准确、熟练										
适当时机寻求协助										
操作后处理										

（续　表）

评分项目	不适用/未观察	各项考核结果								
		未达标准			达到标准			超过标准		
		1	2	3	4	5	6	7	8	9
沟通技巧										
爱伤观念										
整体表现										

直接观察时间：_____分钟　　　　反馈时间：_____分钟

指导教师对此次测评满意程度：____分　　实习医师对此次测评满意程度：____分

指导教师评语

表现良好之处：　　　　　　　　　　需进一步改进之处：

指导教师签名：_____　　　实习医师签名：_____

一、本科基础医学专业毕业生应达到的基本要求

基础医学专业本科教育的目标是培养具有全面的综合素质、具有扎实的基础医学知识、较强的创新精神和实践能力、较大的发展潜能,能在高等医学院校从事教学与科研,能在医药卫生领域从事基础研究与应用开发的专业人才。因此,本科基础医学专业毕业生应达到的基本要求必须和总体目标相一致,并体现在如下几个方面。

1. 思想道德与职业素质目标

(1)爱国敬业,诚信友善,遵纪守法,廉洁自律。

(2)具备正确的人生观与价值观,以科学方法解决生活和工作中的问题。

(3)遵守学术道德规范,不抄袭、剽窃,不弄虚作假。

(4)崇尚学术,刻苦学习,勤奋工作,不断进取,追求卓越。

(5)具有独立思维、批判性思维、敢于创新和独立工作的能力。

(6)具有团队意识、人际交往和与他人合作的能力。

(7)具有自主学习和终身学习能力。

2. 知识目标

(1)具有坚实的自然科学和人文社会科学的知识基础。

(2)掌握基础医学相关学科的基本理论、基本知识和基本技能。

(3)掌握一定的临床医学知识及常见疾病的诊断治疗方法和临床思维方法。

(4)掌握基础医学的科研思维和研究方法。

(5)掌握一定的公共卫生及预防医学知识和思维方法。

(6)掌握一定的基础医学实践的教学知识和技能。

3. 技能目标

(1)具有一定的医学科研能力,掌握基础医学基本的实验设计方法和各种实验

技能,并具有较强的动手能力。能熟练阅读、分析实验数据和研究结果及其科学意义。具备初步的信息获取、分析、应用和管理能力。

(2) 具有基础医学基本的教学能力,熟练应用现代教育技术和常用的教学方法。

(3) 具有良好的英语语言表达及沟通能力。具有一定的英文听、说、读、写能力,能熟练阅读和翻译英文专业文献,以及较强的英文写作能力和进行国际学术交流的能力。

二、本科临床医学专业毕业生应达到的基本要求

医学毕业生的质量是衡量医学院校教育质量的最终标准。本科临床医学专业教育的目标是培养具备初步临床能力、终身学习能力和良好职业素质的医学毕业生。毕业生作为医学从业人员,必须有能力从事医疗卫生服务工作,必须能够在日新月异的医学进步环境中保持医学业务水平的持续更新,这取决于医学学生在校期间获得的教育培训和对科学方法的掌握。

1. 思想道德与职业素质目标

(1) 遵纪守法,树立科学的世界观、人生观、价值观和社会主义荣辱观,热爱祖国,忠于人民,愿为祖国卫生事业的发展和人类身心健康奋斗终生。

(2) 珍视生命,关爱患者,具有人道主义精神;将预防疾病、驱除病痛作为自己的终身责任;将提供临终关怀作为自己的道德责任;将维护民众的健康利益作为自己的职业责任。

(3) 树立终身学习观念,认识到持续自我完善的重要性,不断追求卓越。

(4) 具有与患者及其家属进行交流的意识,使他们充分参与和配合治疗计划。

(5) 在职业活动中重视医疗的伦理问题,尊重患者的隐私和人格。

(6) 尊重患者个人信仰,理解他人的人文背景及文化价值。

(7) 实事求是,对于自己不能胜任和安全处理的医疗问题,应主动寻求其他医师的帮助。

(8) 尊重同事和其他卫生保健专业人员,有集体主义精神和团队合作开展卫生服务工作的观念。

(9) 树立依法行医的法律观念,学会用法律保护患者和自身的权益。

(10) 在应用各种可能的技术去追求准确的诊断或改变疾病的进程时,应考虑到患者及其家属的利益,并注意发挥可用卫生资源的最大效益。

(11) 具有科学态度、创新和分析批判精神。

(12) 履行维护医德的义务。

2. 知识目标

(1) 掌握与医学相关的数学、物理学、化学、生命科学、行为科学和社会科学等基础知识和科学方法,并能用于指导未来的学习和医学实践。

(2) 掌握生命各阶段的人体正常结构和功能及正常的心理状态。

(3) 掌握生命各阶段各种常见病、多发病的发病原因,认识到环境因素、社会因素及行为心理因素对疾病形成与发展的影响,认识到预防疾病的重要性。

(4) 掌握生命各阶段各种常见病、多发病的发病机制、临床表现、诊断及防治原则。

(5) 掌握基本的药理知识及临床合理用药原则。

(6) 掌握正常的妊娠和分娩、产科常见急症、产前及产后的保健原则,以及计划生育的医学知识。

(7) 掌握全科医学基本知识,掌握健康教育、疾病预防和筛查的原则,掌握缓解与改善疾患和残障、康复以及临终关怀的有关知识。

(8) 掌握临床流行病学的有关知识与方法,理解科学实验在医学研究中的重要作用。

(9) 掌握中国中医学(民族医学)的基本特点,了解中医学(民族医学)诊疗基本原则。

(10) 掌握传染病的发生、发展以及传播的基本规律,掌握常见传染病的防治原则。

3. 技能目标

(1) 全面、系统、正确地采集病史的能力。

(2) 系统、规范地进行体格及精神检查的能力,规范书写病历的能力。

(3) 较强的临床思维和表达能力。

(4) 内、外、妇、儿科各类常见病、多发病的诊断、处理能力。

(5) 一般急症的诊断、急救及处理能力。

(6) 根据具体情况选择使用合适的临床技术,选择最适合、最经济的诊断、治疗手段的能力。

(7) 运用循证医学的原理,针对临床问题进行查证、用证的初步能力。

(8) 从事社区卫生服务的基本能力。

(9) 具有与患者及其家属进行有效交流的能力。

三、本科口腔医学专业毕业生应达到的基本要求

毕业生的质量是衡量任何医学院校教育质量的最终标准。口腔医学专业毕业生作为未来的口腔医学从业人员,能否在日新月异的医学进步环境中保持口腔医学业

务水平的持续更新,取决于口腔医学毕业生在校期间是否掌握了科学的方法,是否获得了终身学习的能力。口腔医学教育的目的是培养具有良好职业素质的未来的口腔医生,学生毕业时能够在上级医师的指导与监督下,从事安全有效的口腔医疗实践;具有终身学习和进一步深造的扎实基础;具有良好的团队合作意识。

1. 思想道德与职业素质

(1) 树立科学的世界观、人生观和价值观,具有爱国主义、集体主义精神,忠于人民,愿为祖国卫生事业的发展和人类身心健康奋斗终生。

(2) 关爱患者,将预防疾病、驱除病痛作为自己的终身责任,将维护民众的健康利益作为自己的职业责任。

(3) 具有与患者及其家属进行交流、沟通的意识,使他们充分参与和配合诊治计划。

(4) 在职业活动中坚持原则,树立成本效益观念,使促进健康、防治疾病的工作成本低、效果好,发挥可用卫生资源的最大效益。

(5) 树立终身学习观念,认识到持续自我完善的重要性,不断追求卓越。

(6) 尊重每一个人,尊重个人信仰,理解其人文背景及文化价值。

(7) 具有实事求是的科学态度,对于自己不能胜任和安全处理的医疗问题,主动寻求其他医师的帮助。

(8) 具有创新意识。

(9) 尊重同事和其他卫生保健专业人员,具有团队合作精神。

(10) 树立依法行医的法律观念,学会用法律保护患者和自身的权益。

(11) 在应用各种可能的技术去追求准确的诊断或改变疾病的进程时,应考虑到患者及其家属的利益。

(12) 具有分析批判精神,具有科学态度。

(13) 具有较强的社会适应性,具有独立创业精神和能力。

2. 知识目标

(1) 掌握与口腔医学相关的自然科学、生物科学、行为科学、人文社会科学等基础知识和科学方法,并能用于指导未来的学习和医学实践。

(2) 能够概述生命各阶段的人体的正常结构和功能及正常的心理状态;在此基础上,能够说明生命各阶段各种常见病、多发病的发病原因,认识到环境因素、社会因素及行为心理因素对疾病形成与发展的影响,认识到预防疾病的重要性;能够说明生命各阶段各种常见病、多发病的发病机制、临床表现、诊断及防治基本原则;能够说明基本的药理知识及主要的口腔常用药物的临床合理用药原则;能够了解健康教育、疾病预防和筛查的基本原则;能够说明临床流行病学的有关知识与方法,理解科学实验在医学研究中的重要作用;能够了解中国传统医学的基本特点、辨证施治原则及其在口腔医学中的应用;能够说明传染病的发生、发展以及传播的基本规律,了解常见传染病的防治原则。

(3)能够概述口腔基础医学的基本理论和口腔颌面部疾病发生的基本知识。

(4)能够概述口腔临床医学的各种理论和口腔常见疾病的临床表现和发病机制,了解其诊治原则,包括牙体牙髓病、牙周病、口腔黏膜病、儿童口腔疾病、牙列缺失与缺损、牙颌面畸形、肿瘤、外伤、感染及颅颌面发育异常等。

(5)具备口腔预防医学理念和基本技能,树立社会群体预防观念、综合保健观念以及在临床实践中提供预防保健服务的思想。

(6)了解文献检索、资料查询的基本方法,具备口腔医学科学研究和实际工作的初步能力。

3. 医学技能目标

(1)全面、系统、规范、正确地采集全身病史的能力。

(2)系统、规范地进行体格检查和专科检查的能力,规范书写病历的能力。

(3)较强的临床思维和表达能力,并学会运用循证医学的原理进行医学临床实践,完善诊治方法。

(4)内科、外科、妇产科、儿科等常见病、多发病的一般诊断能力,一般急症的诊断、简单处理能力,临床常见疾病的辅助检查方法和主要结果判断能力。

(5)具有与患者及其家属进行有效交流的能力和与医生、护士及其他医疗卫生从业人员交流沟通的能力。

(6)结合临床实际,能够独立利用图书馆和现代信息技术,研究医学问题及获取新知识与相关信息,能用1门外语阅读医学文献。

(7)能够对患者和公众进行有关健康生活方式、疾病预防等方面知识的宣传教育。

(8)具有自主学习和终身学习的能力。

四、本科预防医学专业毕业生应达到的基本要求

本专业培养的学生应具备良好的思想道德素质、科学文化素质、专业素质和身心素质,掌握自然科学、人文社会科学、医学和公共卫生的基本理论与方法。具有从事常规公共卫生服务工作,监测人群健康相关状况,预防控制疾病和健康危害事件,执行公共政策、法律、法规、部门规章和卫生标准,开展健康教育和健康促进活动,研究和实施公共卫生策略与措施的能力等。毕业生应达到以下几方面的素质、能力和知

识要求。

1. 思想道德与职业素质目标

(1) 具有中华民族的传统美德,遵纪守法,文明礼貌,维护卫生服务公平性,尊重文化多样性,具有优良的人文修养。

(2) 热爱公共卫生事业,理解中国公共卫生现状和特征,能为人群健康无私奉献,具有积极的世界观、人生观和价值观。具备良好身心素质、社会适应能力和团队精神。

(3) 恪守公共卫生职业的价值观和伦理原则,遵守学术道德规范。

(4) 具有科学的思维方法、现代健康观念、创新精神、创业意识和职业能力,能以高度的敬业精神和社会责任感,履行维护、促进健康的崇高使命。

(5) 在预防医学的实践中,以人群健康的利益为重,并注意发挥卫生资源的最大效益。

2. 知识目标

(1) 了解历史唯物主义和辩证唯物主义的基本思想及系统科学的一般原理。掌握马克思主义哲学、政治经济学和科学社会主义的基本原理和方法。掌握基本的大学数学、物理学、化学和生物学的知识。掌握医学人文、社会学、法学、伦理学和心理学的基本知识。

(2) 掌握正常的人体结构和功能,了解维持机体平衡的生理学和生物化学机制;掌握遗传和环境因素对机体的作用及其机制;了解人类生命周期的生理、心理和行为特点及其对健康的影响;掌握机体结构和功能在疾病状态的异常改变。

(3) 掌握临床医学的基本知识和常见疾病的诊断治疗原则,掌握重大传染病的诊断、治疗和疫情防控措施。

(4) 了解公共卫生的历史、现状和发展趋势。

(5) 了解并理解现代健康观和生态健康模式,认识自然和社会因素、心理和行为因素与人群健康的关系,了解健康的社会决定因素。

(6) 掌握调查研究影响人群健康的各种因素以及发现疾病流行规律、制订预防疾病及增进人群健康的策略与措施的理论和方法。

(7) 掌握在预防疾病和伤害,以及促进个人、家庭和社区健康过程中应采取的行动。

(8) 了解妇幼、青少年、劳动力人口、老年等特殊人群及职业人群与流动人口的卫生问题与卫生保健需求。

(9) 了解识别与预警突发公共卫生事件和危机的基本知识及处置原则,了解卫生监督执法工作的基本知识和处置原则。

（10）了解国家卫生工作方针、政策和法规；了解公共卫生系统和医疗机构及其运行机制，以及公共卫生服务管理的基本原则；了解分析与评估卫生资源配置、卫生服务公平和效率的基本知识；了解卫生政策分析和评估的基本知识。

（11）了解全球公共卫生状况，了解各类国际卫生组织和著名非政府组织的工作领域及其作用。

3. 技能目标

（1）具备到人群现场开展流行病学调查的基本能力。具有调查、监测和分析归纳疾病、公共卫生事件及其影响因素的分布特征，诊断公共卫生问题，并在此基础上制订和实施公共卫生干预计划及评估干预效果的基本能力。

（2）具备对常见病、多发病与危及生命的紧急情况的临床识别能力，并掌握其基本处置原则。

（3）具备执行卫生监督执法任务的基本能力。

（4）具有识别、应对、处置突发公共卫生事件的初步能力。

（5）具备与政府部门、相关组织、媒体、公众、同事及其他卫生专业人员进行有效沟通的基本技能和从专业角度开展社会动员与组织卫生相关资源的初步能力。

（6）初步掌握公共卫生检测常用仪器及设备的使用方法；具有自主设计实验以帮助解决公共卫生问题的初步能力。

（7）具有一定的本专业外文文献资料阅读和翻译能力；能写专业文章的外文摘要；能用外文进行一般性交流；掌握科技写作的特点、要素与方法。

（8）掌握本专业需要的计算机应用技术。

（9）具有自主获取知识的能力，并且具有批判性地评价现有知识、技术的能力，以及在专业活动中开展科学研究的初步能力。

（10）具有从事社区卫生服务的基本能力，能够对患者和公众进行有关健康生活方式、疾病预防等方面知识的宣传教育。

（11）具备创新精神，具有自主学习和终身学习的能力。

五、本科中医学专业毕业生应达到的基本要求

中医学专业教育的总体目标是培养能够从事中医医疗以及预防、保健、康复工作的毕业生，并为他们将来从事中医教育、科研、对外交流、文化传播以及中医药事业管理等方面的工作奠定基础。中医学专业毕业生应具备良好的人文、科学与职业素养，较为深厚的中国传统文化底蕴，较为系统的中医基础理论与基本知识，较强的中医思维与临床实践能力，较强的传承能力、创新与创业能力，掌握相应的科学方法，具有自

主学习和终身学习的能力,最终达到知识、能力、素质协调发展。

1. 思想道德与职业素质目标

(1) 具有正确的世界观、人生观和价值观,具有爱国主义、集体主义精神,诚实守信,忠于人民,志愿为人类健康而奋斗。

(2) 热爱中医事业,积极运用中医药理论、方法与手段,将预防疾病、祛除病痛、关爱患者与维护民众的健康利益作为自己的职业责任。

(3) 尊重患者的个人信仰、人文背景与价值观念差异。尊重患者及家属,认识到良好的医疗实践取决于医生、患者及家属之间的相互理解和沟通。

(4) 尊重生命,重视医学伦理问题。在医疗服务中,贯彻知情同意原则,为患者的隐私保密,公正平等地对待每一位患者。

(5) 具有终身学习的观念,具有自我完善意识与不断追求卓越的精神。

(6) 具有实事求是的工作态度,对于自己不能胜任和安全处理的医疗问题,主动寻求其他医师的帮助。

(7) 尊重同事和其他卫生保健专业人员,具有团队合作精神。

(8) 具备依法行医的观念,能够运用法律维护患者与自身的合法权益。

(9) 在应用各种可能的技术去追求准确的诊断或改变疾病的进程时,能够充分考虑患者及家属的利益并发挥中医药卫生资源的最大效益。

(10) 具有科学的态度,具有批判性思维、创新与创业能力。

2. 知识目标

(1) 掌握相关的人文社会科学、自然科学基本知识和科学方法,尤其是具有中华传统文化特色的哲学、文学、历史学等内容,并能将之用于指导未来的学习和医疗实践。

(2) 掌握中医学基础理论与中医诊断、中药、方剂、针灸和推拿等基本知识。

(3) 掌握中医经典理论,了解中医学术思想发展历史和主要学术观点。

(4) 掌握中医药治疗各种常见、多发病的临床诊疗基本知识。

(5) 掌握中医养生、保健和康复等基本知识。

(6) 掌握必要的基础医学、临床医学基本知识。

(7) 掌握必要的药理学知识与临床合理用药原则。

(8) 熟悉必要的心理学与医学伦理学知识,了解减缓病痛、改善病情和残障、心身康复及生命关怀的有关知识。

(9) 熟悉预防医学与全科医学知识,了解常见传染病的发生、发展、传播的基本规律和防治原则,以及中医全科医生的工作任务、方式。

(10) 熟悉国家医疗卫生工作的方针、政策和法规。

3. 临床能力目标

（1）具有运用中医理论和技能全面、系统、正确地进行病情诊察、病史采集、病历书写及语言表达的能力。

（2）具有正确运用中医理法方药、针灸和推拿等治疗方法对常见病、多发病进行辨证论治的能力。

（3）具有运用临床医学知识和技能进行系统体格检查的能力。

（4）具有合理选择现代临床诊疗技术、方法和手段对常见病、多发病进行初步诊断、治疗的能力。

（5）具有对常见危急重症进行判断以及初步处理的能力。

（6）具有与患者及其家属进行有效沟通的能力，具有与同事和其他卫生保健专业人员等交流沟通与团结协作的能力。

（7）具有对患者和公众进行健康生活方式、疾病预防等方面知识宣传教育的能力。

（8）具有信息管理能力，能够利用图书资料和计算机数据库、网络等现代信息技术研究医学问题及获取新知识与相关信息。

（9）具有阅读中医药古典医籍以及搜集、整理、分析临床医案和医学相关文献的能力。

（10）具有运用1门外语查阅医学文献和进行交流的能力。

六、本科中西医临床医学专业毕业生应达到的基本要求

中西医临床医学专业教育的总体目标是培养能在医疗卫生领域从事医疗、预防、保健、康复等工作的中西医临床医学应用型人才，并为他们将来从事中西医结合教育、科研、管理、对外交流等方面的工作奠定基础。本专业毕业生应达到的基本要求是：具备良好的人文、科学与职业素养；具备较为系统的中西医基础理论与专业知识；具备较强的中西医结合思维与临床实践能力；掌握相应的科学方法；具有自主学习、终身学习和创新创业的能力；最终达到知识、能力、素质全面协调和可持续发展。

1. 思想道德与职业素质目标

（1）具有正确的世界观、人生观和价值观，具有爱国主义、集体主义和人道主义精神，诚实守信，忠于职守，志愿为人类健康而奋斗。

（2）热爱中西医结合事业，积极运用中西医结合理论、方法与手段，将预防疾病、祛除病痛、关爱患者与维护民众的健康利益作为自己的职业责任。

（3）尊重患者的个人信仰、文化认同与价值观差异。

（4）具有与患者及其家属进行交流的意识，使他们充分参与和配合治疗计划。

（5）尊重生命，重视医学伦理问题。在医疗服务中，贯彻知情同意原则，为患者的隐私保密，公正平等地对待每一位患者。

（6）具有实事求是的工作态度，对于自己不能胜任的工作和难以妥善处理的医疗问题，主动寻求其他医师的帮助。

（7）尊重同事和其他卫生保健专业人员，具有团队合作精神。

（8）具备依法行医的观念，能够运用法律维护患者与自身的合法权益。

（9）在应用各种可能的技术去追求准确的诊断或改变疾病的进程时，能够充分考虑患者及家属的利益并发挥卫生资源的最大效益。

（10）具有科学态度、批判性思维和创新精神。

（11）具有创业意识和创新创业能力。

（12）树立终身学习的观念，具有自我完善意识与不断追求卓越的精神。

2. 知识目标

（1）掌握相关的人文社会科学、自然科学基本知识和科学方法，并能用于指导未来的学习和医疗实践。

（2）掌握系统的中医学和西医学基本理论、基础知识。

（3）掌握中西医结合治疗各种常见病、多发病的临床诊疗基本知识。

（4）掌握必要的药理学知识与临床合理用药原则。

（5）熟悉必要的医学心理学与医学伦理学知识。

（6）熟悉预防医学与全科医学知识以及养生保健等相关知识，了解常见传染病的发生、发展、传播的基本规律和防治原则。

（7）了解中医经典理论。

（8）了解中西医结合的发展动态和行业需求。

（9）了解国家医疗卫生工作的方针、政策和法规。

3. 技能目标

（1）具有运用中西医理论和技能全面、系统、正确地进行病情诊察和病史采集的能力。

（2）具有系统、规范地进行体格检查的能力，规范书写病历的能力。

（3）具有较强的中西医结合临床思维能力。

（4）具有运用中西医结合基本诊疗技术、方法和手段对常见病、多发病进行初步诊断与治疗的能力。

（5）具有对一般急症进行诊断、急救及处理的能力。

（6）具有与患者及其家属进行有效沟通的能力。

（7）具有与同事和其他卫生保健专业人员交流沟通、团结协作的能力。

（8）具有对患者和公众进行健康生活、疾病预防等相关知识的宣传教育的能力。

（9）具有利用图书资料和信息资源数据库、网络等现代信息技术研究医学问题及获取新知识与相关信息的能力。

（10）具有阅读中医药古典医籍以及医学相关文献的能力。

（11）具有运用1门外语查阅医学文献和进行交流的能力。

（12）具有自主学习和终身学习的能力。

（摘自：国家高等学校专业质量标准，高等教育出版社，2019）

参考文献

1. 符文忠.高校德育与隐性课程的建设[J].课程·教材·教法,2006,5(26)：74-78.

2. 富冀枫,张君慧,姜叙诚,等.八年制医学教育培养方案的构建和教育改革的探索[J].上海交通大学学报(医学版),2008,28(suppl)：25-28.

3. 顾丹丹,钮晓音,郭晓奎,等."新医科"内涵建设及实施路径的思考[J].中国高等医学教育,2018,8：17-18.

4. 顾鸣敏,黄钢.中美英医学院校医学课程整合的比较与分析[J].医学与哲学,2009,(5)：68-70.

5. 郭晓奎.医学整合课程实践与研究[M].上海：上海交通大学出版社,2017.

6. 何克抗,林君芬,张文兰.教学系统设计[M].2版.北京：高等教育出版社,2018.

7. 教育部关于印发《高等学校课程思政建设指导纲要》的通知.教高[2020]3号.

8. 教育部临床医学专业认证工作委员会.中国本科医学教育标准：临床医学专业(2016版)[M].北京：北京大学医学出版社,2017.

9. 李光兰,李显文,张纯,等.我国高校课程思政实施现状[J].中国高等医学教育,2021,7：56-57.

10. 刘冰.医学英语发展30年——基于CNKI核心论文的评述[J].英语教师,2019,19(07)：126-128.

11. 马双.混合现实技术在医学教育中的应用[J].中国教育技术装备,2020,(09)：101-102.

12. 钮晓音,郭晓奎."新医科"背景下的医学教育改革与人才培养[J].中国高等医学教育,2021,(5)：1-2.

13. 丘祥兴,林蕙菁.中国高等医学教育的昨天今天和明天：21世纪的中国高等医学教育改革与发展[M].上海：上海中医药大学出版社,1999.

14. 全国十二所重点师范大学联合编写.教育学基础[M].3版.北京：教育科学出版社,2014.

15. 施一公,饶毅.第三次生命科学革命:中国,准备好了吗[N].文汇报,2009-06-15.

16. 隋俊宇,石卉.建构主义学习理论简析[J].教育现代化,2019,6(98):33-35.

17. 孙鹏,黄继东,柏杨,等.整合课程教学在医学教育中的历程与展望[J].中国高等医学教育,2012,(5):62-63.

18. 唐晓杰.西方"隐蔽课程"研究的探析[J].华东师范大学学报(教育科学版),1988,(2):43-55.

19. 吴红斌,王维民.世界医学教育改革与发展回顾及我国八年制医学教育的思考[J].中华医学教育杂志,2018,38(5):641-645.

20. 吴岩,新工科:高等工程教育的未来:对高等教育未来的战略思考[J].高等工程教育研究,2018,(6):1-3.

21. 易露茜,陶立坚,陈启元.高等医学教育计划改革浅析[J].中国高等医学教育,2005,(3):27-31.

22. 约翰·登特,罗伯特·哈登,丹·亨特.医学教师必读-实用教学指导[M].6版.王维民,译.北京:北京大学医学出版社,2022.

23. 张学新.对分课堂:大学课堂教学改革的新探索[J].复旦教育论坛,2014,12(05):185-186.

24. 张艳萍,胡冰,姜叙诚,等.七年制高等医学教育的实践与思考[J].医学教育,2004(4):6-8.

25. 章有章,丘祥兴,蒋鉴新,等.以临床问题为引导的基础医学教程的初步实践[J].中国高等医学教育,1988,(2):41-43.

26. 郑晓瑛,王一飞.上海交通大学医学院创建和运行的历程[J].医学教育,2003(6):7-9.

27. 中共中央办公厅、国务院办公厅印发《关于进一步加强和改进新形势下高校宣传思想工作的意见》.中办发[2014]59号.

28. Armstrong E G, Bandaranayake R C, Bosch a O I, et al. Global minimum essential requirements in medical education [J]. Med Teach, 2002, 24(2):130-135.

29. Bandaranayake R C. The Integrated Medical Curriculum [M]. London:CRC Press,2011.

30. Bansal S, Gaffar A, Dalrymple O. Building faculty expertise in outcome-based education curriculum design[C]. IEEE Frontiers in Education Conference, 2015:480-487.

31. Chen F, Lui A M, Martinel S M. A systematic review of the effectiveness of

flipped classrooms in medical education[J]. Med Educ, 2017,51(6): 585 - 597.

32. Gagne R M, Wager W W, Golas K. Principles of instructional design[M]. 5'h ed. Connecticut: Cengage Learning, 2018.

33. Goldberg H. Considerations for flipping the classroom in medical education[J]. Acad Med, 2014,89(5): 696.

34. Hafferty F W, Franks R. The hidden curriculum, ethics teaching, and the structure of medical education[J]. Acad Med, 1994,69(11): 861 - 871.

35. Harden R M, Laidlaw J M. Essential skills for a medical teacher[M]. Elsevier: Poland, 2ⁿd ed, 2017.

36. Jiang Z H, Wu H B, Cheng H Q, et al. Twelve tips for teaching medical students online under COVID - 19[J].Med Educ Online, 2021, 26(1): 1854066.

37. Johnson J B. Instructional skills workshop (ISW) handbook for participants [R]. Vancouver: ISW international Advisory Committee, 2021.

38. Kilroy D A. Problem based learning[J]. Emerg Med J, 2004,21(4): 411 - 413.

39. Kitson A , Marshall A , Bassett K , et al. What are the core elements of patient-centred care? A narrative review and synthesis of the literature from health policy, medicine and nursing[J]. JAdv Nurs, 2012, 69(1): 4 - 15.

40. Kurtz S, Silverman J, Benson J, et al. Marrying content and process in clinical method teaching: enhancing the Calgary-Cambridge guides[J]. Acad Med, 2003, 78(8): 802 - 809.

41. Lee J, Lim C, Kim H. Development of an instructional design model for flipped learning in higher education[J]. Educational Technology Research&Development, 2017, 65(2): 427 - 453.

42. McLean S F. Case-based learning and its application in medical and health-care fields: a review of worldwide literature[J]. J Med Educ Curric Dev, 2016, 3: 39 - 49.

43. Parmelee D, Michaelsen L K, Cook S, et al. Team-based learning: a practical guide: AMEE guide no. 65[J]. Med Teach, 2012;34(5): e275 - e287.

44. Rahimzadeh M, Kaji FA. The role of simulation in medical education[J]. Med Teach, 2018, 40(9): 976.

45. Stentoft D . Problem-based projects in medical education: extending PBL practices and broadening learning perspectives[J]. Adv Health Sci Educ Theory Pract, 2019, 24(5): 959 - 969.

46. Waldrop M M. Online learning：Campus 2.0[J]. Nature，2013，495(7440)：160－163.

47. Wang Y，Lin W，Liang H，et al. Research on the small private online course (SPOC) teaching model incorporating the just[J]. Eur J Phys，2020，41(3)：035701.